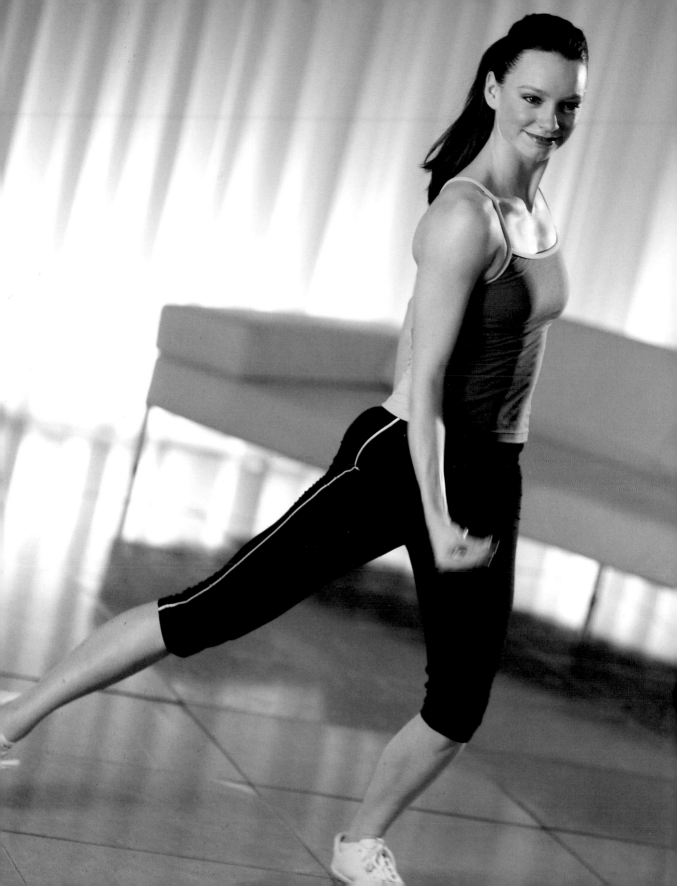

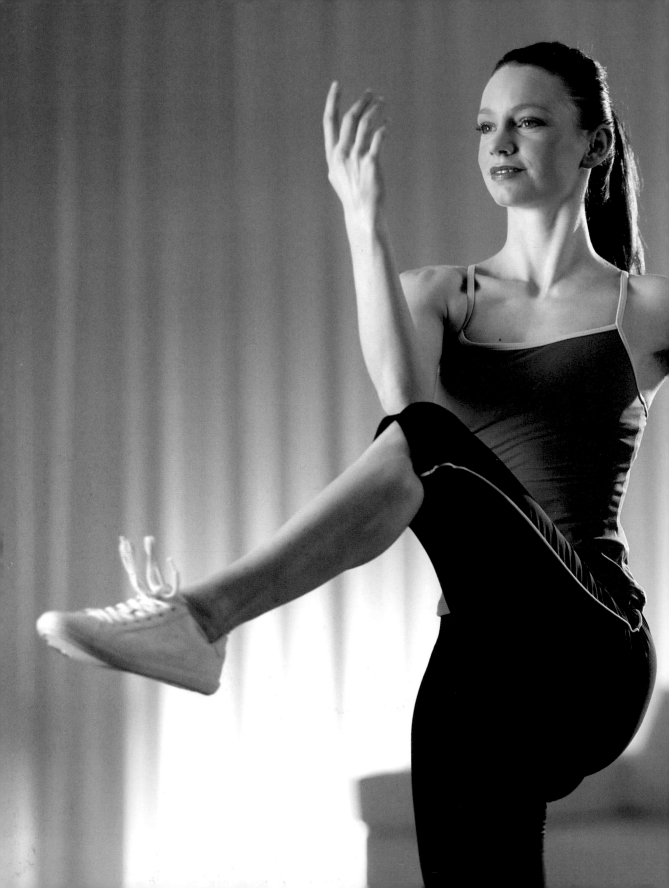

4 séances de

>> **15** minutes

en forme avec la
danse

Caron Bosler

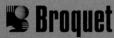 **Broquet**

97-B, Montée des Bouleaux, Saint-Constant, Qc, Canada J5A 1A9,
Internet : www.broquet.qc.ca   Courriel : info@broquet.qc.ca
Tél. : (450) 638-3338   Téléc. : (450) 638-4338

DK

UN LIVRE DE DORLING KINDERSLEY
www.dk.com

Catalogage avant publication de Bibliothèque et Archives nationales du Québec et Bibliothèque et Archives Canada

Bosler, Caron

En forme avec la danse

(15 minutes)

Traduction de: 15 minute dance workout.

Doit être acc. d'un DVD-vidéo.

Comprend un index.

ISBN 978-2-89654-053-2

1. Danse. 2. Aérobique. 3. Exercices. I.Titre.

GV1798.B6714 2009   613.7'15   C2008-941830-1

Pour l'aide à la réalisation de son programme éditorial, l'éditeur remercie :
    Le Gouvernement du Canada par l'entremise du Programme d'Aide au développement de l'industrie de l'édition (PAIDÉ) ; La Société de développement des entreprises cullturelles (SODEC) ; L'association pour l'exportation du livre Canadien (AELC).
    Le Gouvernement du Québec - Programme de crédit d'impôt pour l'édition de livres - Gestion SODEC.

Titre original : *15 minute dance workout*
Copyright © 2009 Dorling Kindersley Limited
Text copyright © 2009 Caron Bosler

Pour le français (Québec):
Copyright © Ottawa 2009 Broquet Inc.
Dépôt légal - Bibliothèque et archives nationales du Québec
1er trimestre 2009

Traduit de l'anglais par Patricia Leleu
Matriçage : Studio Plasma — Vincent Cardinal
Composition multimédia: Studio Plasma —
    Pierre-Luc Paré
Narration : Dominique Dufour
Éditeur : Antoine Broquet
Infographie : Sandra Martel

ISBN 978-2-89654-053-2

Imprimé en Chine

Chef de projet éditorial Hilary Mandleberg
Chef de projet artistique Anne Fisher
Assistant Andrew Roff
Directrice senior Jennifer Latham
Directrice artistique senior Susan Downing
Directrice éditoriale adjointe Dawn Henderson
Directrice artistique adjointe Christine Keilty
Directeur artistique Peter Luff
Directrice de la publication Mary-Clare Jerram
Photographe Ruth Jenkinson
Maquettiste Sonia Charbonnier
Contrôleuse de production Alice Holloway
Producteur éditorial Luca Frassinetti

DVD édité par **Chrome Productions**
www.chromeproductions.com

Réalisateur Gez Medinger
Productrice Hannah Chandler
Chef opératrice Benedict Spence
Cadreurs Benedict Spence et Joe McNally
Assistante de production Irene Maffei
Machiniste Terry Williams
Chef électricien Jonathan Spencer
Compositeurs Chad Hobson / Scott Shields / Felix Erskine
Coiffeuse et maquilleuse Victoria Barnes

Avertissement

Toute personne prenant part à une activité de remise en forme est responsable de sa sécurité. Si vous souffrez d'un problème de santé, consultez votre médecin avant d'entreprendre les exercices présentés dans ce livre. Les informations contenues dans cet ouvrage ne peuvent en aucun cas se substituer au jugement d'un professionnel afin d'éliminer tout risque de blessure ou d'accident.

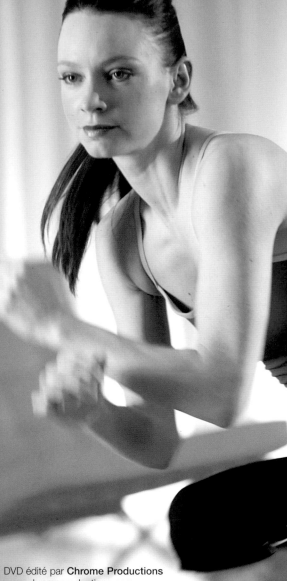

Sommaire

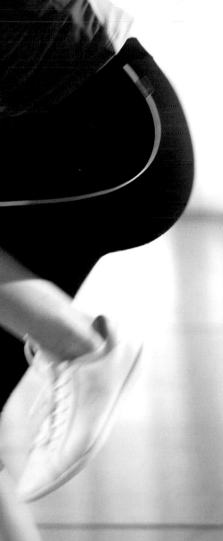

>> **Préface** de l'auteur

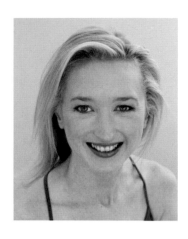

Comme la plupart des filles au Texas, j'ai commencé la danse à l'âge de 12 ans, pour calmer une mère qui ne cessait de me faire des remarques, priant secrètement pour que j'apprenne à marcher avec une allure un peu plus gracieuse qu'un hippopotame. À sa grande surprise, j'ai aimé cette activité, notamment le gala de danse annuel, qui constitue le temps fort pour la plupart des écoles de danse. J'ai claqué la porte de chez moi à l'âge de 15 ans pour étudier la danse à la North Carolina School of the Arts. Sur scène, lors de mon premier spectacle, j'ai percuté une enceinte. Résultat : une blessure à la tête et huit points de suture. Les ambulanciers sont venus me chercher par l'allée centrale…

Tout en apprenant à éviter les enceintes au lycée, j'ai commencé à travailler dans des gymnases pour payer mes cours de danse… et je n'ai jamais arrêté de prendre des cours depuis. J'ai continué mon voyage vers le nord et étudié la danse au Purchase College, une faculté new-yorkaise dédiée aux études artistiques. En 1992, en première année d'étude de la méthode Pilates, j'ai négocié l'exonération de mes frais de scolarité contre des cours donnés gratuitement. J'ai compris que j'avais touché le gros lot quand, un an et demi plus tard, j'enseignai la méthode Pilates pour 12 dollars l'heure.

Ce que j'ignorais alors, et que je suis heureuse de dire, c'est que mon job d'étudiante est devenu mon métier. L'enseignement des techniques de bien-être et de remise en forme s'est révélé être un excellent moyen de gagner ma vie en complément de ma bourse d'études avec la compagnie de danse Merce Cunningham à New York et, plus tard, dans le cadre des différents masters en danse que j'ai obtenus au Laban Centre, à Londres.

J'habite maintenant à Londres et, bien que j'aie arrêté ma carrière de danseuse professionnelle à l'âge de 28 ans, la danse perdure dans tout ce que je fais et ce que j'enseigne. Les principes que j'ai appris en cours de danse, comme le maintien, l'allongement, les étirements, l'équilibre, la grâce, la fluidité et le style, ont transcendé la salle de cours pour entrer dans ma vie quotidienne. Et ils peuvent aussi entrer dans votre vie.

J'applique tous les principes que j'enseigne depuis plus de 10 ans dans les cours particuliers de remise en forme. Je garde de cette période le souvenir d'une expérience réellement unique et merveilleuse. L'avantage d'enseigner au domicile des gens est que vous pouvez vraiment apprendre à les connaître et comprendre les raisons profondes qui les motivent à prendre ces leçons. Cette motivation est en partie due au fait qu'ils prennent du plaisir dans ces cours. Si le client n'aime pas faire de l'exercice, il ne recommencera pas.

L'inconvénient des cours particuliers, c'est que vous êtes limité par le nombre d'heures et donc de personnes que vous pouvez rencontrer dans une journée. Ce projet de livre est pour moi le moyen de partager cet amusement – et ma passion de la danse – avec plus de personnes.

La chose la plus importante que je voudrais que chacun retire de ces entraînements est purement la joie de danser. Transpirer, avoir un corps en forme, être endurant et souple est secondaire…

La meilleure façon d'apprécier ces entraînements est de vous autoriser à jouer. Pratiquer sans se juger soi-même fait partie de la joie d'apprendre quelque chose de nouveau.

Vous vous sentirez plus positif et en meilleure forme, conscient que chaque jour vous faites quelque chose de bénéfique pour votre cœur, vos poumons, votre corps et votre esprit. C'est mon souhait – pour toutes les personnes qui souhaitent être en forme et le rester.

>> **Comment utiliser** ce livre

Les quatre programmes de danse de 15 minutes de ce livre vous offrent chacun un entraînement complet, structuré en trois parties (voir page 14). Prenez le temps d'étudier les exercices en détail et de vous familiariser avec chaque mouvement. Les encarts à volet servent de mémento.

Chaque programme de danse est conçu pour être exécuté à un rythme lent, modéré ou rapide. Vous pouvez choisir l'ordre d'exécution des programmes. Commencez donc par celui qui vous semble le plus attrayant.

Le DVD d'accompagnement vous présente les quatre programmes. Avant de commencer une danse, parcourez l'exercice dans le livre pour vous familiariser avec ce qui vous attend et savoir sur quoi vous concentrer. Par exemple, l'entraînement de danse classique favorise un beau port de bras souple, tandis que l'entraînement de salsa se concentre sur les mouvements des hanches.

Le DVD vous renvoie une image en miroir pour vous aider à suivre, comme si vous regardiez le professeur dans un cours de danse. La voix off vous apporte une aide supplémentaire en vous indiquant le nom de chaque mouvement ainsi que la jambe à faire travailler. À mesure que vous regardez le DVD, la page du livre correspondante s'affiche à l'écran. Référez-vous-y pour obtenir des instructions plus détaillées. Les encarts dans le livre servent principalement à vous rappeler le pas que vous venez d'exécuter et auquel vous allez apporter un changement, tandis que les notes vous fournissent des indications sur la position appropriée ou sur ce qu'il faut surveiller lorsque vous exécutez le mouvement.

Les encarts à volet

Ces pages vous présentent chaque programme de danse de bout en bout. Après avoir regardé le DVD et étudié chaque mouvement, vous pouvez utiliser les encarts à volet comme mémento. Plus vous serez familiarisé avec chacun des entraînements, mieux vous les exécuterez.

Sécurité

Vérifiez les modalités de votre assurance responsabilité civile pour la pratique d'une activité sportive. Les conseils et exercices présentés ici n'ont pas vocation à se substituer à une prise en charge médicale individuelle. Il se peut que votre médecin vous conseille des exercices préparatoires spécialement adaptés à vos besoins.

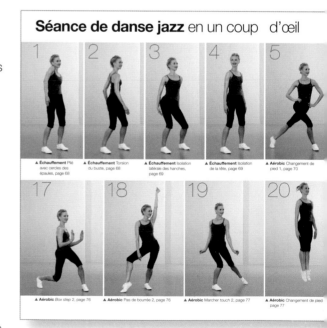

Les encarts à volet vous donnent une vue d'ensemble complète de chaque séance : c'est une référence pratique pour rendre votre séance plus rapide et plus simple.

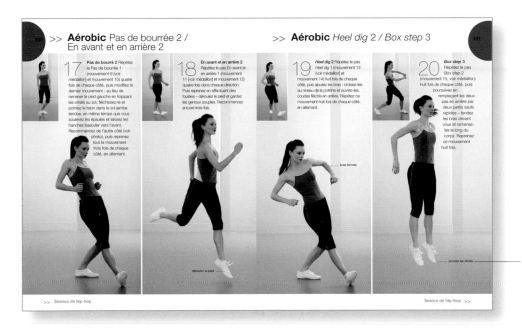

17 **Pas de bourré 2** Répétez le Pas de bourrée 1 (mouvement 9 [voir médaillon] et mouvement 10) quatre fois de chaque côté, puis modifiez le dernier mouvement : au lieu de ramener le pied gauche en frappant les orteils au sol, fléchissez-le et pointez le talon dans le sol jambe tendue, en même temps que vous soulevez les épaules et laissez les hanches basculer vers l'avant. Recommencez de l'autre côté (voir photo), puis reprenez tout le mouvement trois fois de chaque côté, en alternant.

18 **En avant et en arrière 2** Répétez le pas En avant et en arrière 1 (mouvement 11 [voir médaillon] et mouvement 12) quatre fois dans chaque direction. Puis reprenez en effectuant des foulées – déroulez le pied et gardez les genoux souples. Recommencez encore trois fois.

19 **Heel dig 2** Répétez le pas Heel dig 1 (mouvement 13 [voir médaillon] et mouvement 14) huit fois de chaque côté, puis ajoutez les bras : croisez-les au niveau de la poitrine et ouvrez-les, coudes fléchis en arrière. Répétez ce mouvement huit fois de chaque côté, en alternant.

bras fermes

20 **Box step 3** Répétez le pas Box step 2 (mouvement 15, voir médaillon) huit fois de chaque côté, puis poursuivez en remplaçant les deux pas en arrière par deux petits sauts rapides – tendez les bras devant vous et ramenez-les le long du corps. Reprenez ce mouvement huit fois.

déroulez le pied

pointez les orteils

Les notes vous fournissent des conseils et indications supplémentaires.

>> Séance de hip-hop

Séance de hip-hop >>

Les pages « pas à pas » La photo en médaillon vous rappelle le mouvement précédent, sauf indication contraire. La grande photo vous montre la suite du mouvement.

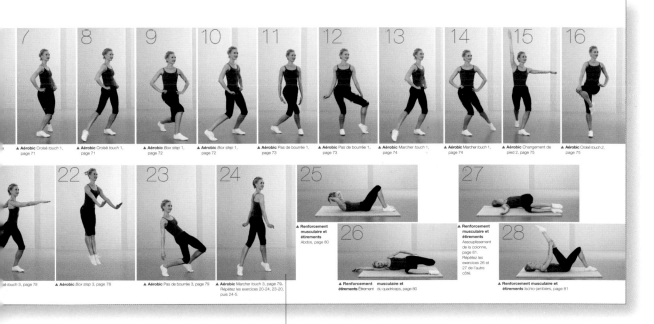

▲ **Aérobic** Croisé touch 1, page 71

▲ **Aérobic** Croisé touch 1, page 71

▲ **Aérobic** Box step 1, page 72

▲ **Aérobic** Box step 1, page 72

▲ **Aérobic** Pas de bourrée 1, page 73

▲ **Aérobic** Pas de bourrée 1, page 73

▲ **Aérobic** Marcher touch 1, page 74

▲ **Aérobic** Marcher touch 1, page 74

▲ **Aérobic** Changement de pied 2, page 75

▲ **Aérobic** Croisé touch 2, page 75

sé touch 3, page 78

▲ **Aérobic** Box step 3, page 78

▲ **Aérobic** Pas de bourrée 3, page 79

▲ **Aérobic** Marcher touch 3, page 79. Répétez les exercices 20-24, 23-20, puis 24-5.

▲ **Renforcement musculaire et étirements** Abdos, page 80

▲ **Renforcement musculaire et étirements** Étirement du quadriceps, page 80

▲ **Renforcement musculaire et étirements** Assouplissement de la colonne, page 81. Répétez les exercices 26 et 27 de l'autre côté.

▲ **Renforcement musculaire et étirements** Ischio-jambiers, page 81

Les encarts à volet reprennent les principales étapes de la séance.

>> **Exercise physique** et maintien

L'exercice physique est bénéfique pour votre corps comme pour votre esprit. Il stimule votre énergie et vous prépare à mieux affronter les aléas de la vie. Si vous prenez l'habitude de vous tenir correctement, vous en constaterez les bienfaits dans vos mouvements de la vie quotidienne et parce que vous aurez une plus belle apparence.

L'aérobic, ou exercice cardio-vasculaire, comprend toute forme d'exercice qui augmente le rythme cardiaque pendant une durée prolongée. Littéralement, « aérobic » signifie « avec de l'oxygène ». L'aérobic augmente le rythme cardiaque et stimule le cœur (voir page 14) et les poumons ; le corps peut alors utiliser l'oxygène plus efficacement. La méthode connue sous le nom d'exercices d'aérobic a été conçue par le Dr Kenneth H. Cooper en 1968 à San Antonio (Texas). Elle consistait à l'origine à faire du vélo, du jogging et de la natation ; à partir de ces bases simples est né par la suite le phénomène aérobic tel que nous le connaissons aujourd'hui.

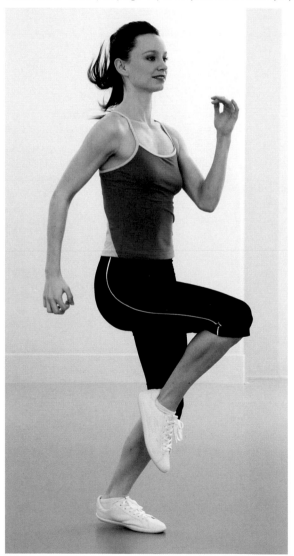

Le test de la parole

Un effort physique doit toujours être fourni dans des limites raisonnables pour votre santé. Un moyen simple de vérifier cela est d'utiliser le test de la parole : si vous pouvez parler aisément tout en pratiquant les exercices, cela signifie que le rythme de votre cœur se situe dans une limite saine pour vous. En revanche, si vous vous sentez à court de souffle ou gêné, il faut vous arrêter.

La bonne posture

Il est important d'adopter une posture et un alignement corrects non seulement lorsque vous faites de l'exercice, mais aussi dans votre vie quotidienne. Marcher, se tenir droit, porter des objets lourds ou un porte-documents sollicitent la colonne vertébrale. En faisant un petit effort, vous pouvez adopter une posture parfaite et garder ainsi votre colonne vertébrale en bonne santé pour la vie.

Entraînez-vous à vous tenir correctement au quotidien et vous ne tarderez pas à en constater les

Les exercices d'aérobic prolongés favorisent la production de sérotonine, un neurotransmetteur qui agit sur le cerveau en améliorant l'humeur.

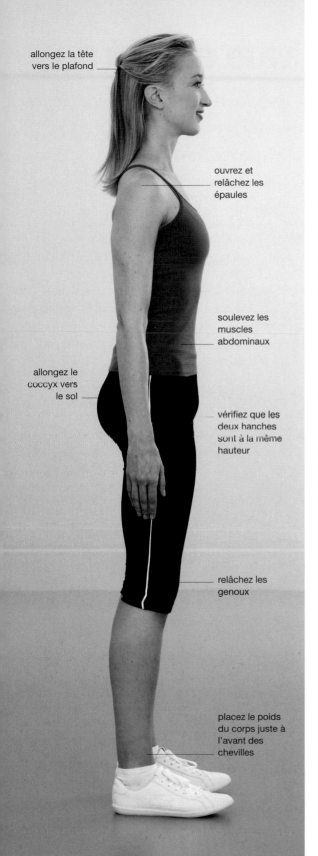

allongez la tête vers le plafond

ouvrez et relâchez les épaules

soulevez les muscles abdominaux

allongez le coccyx vers le sol

vérifiez que les deux hanches sont à la même hauteur

relâchez les genoux

placez le poids du corps juste à l'avant des chevilles

bienfaits. Le matin peut être un bon moment pour vous exercer, lorsque vous vous lavez les dents devant le miroir. Tenez-vous jambes écartées de la largeur des hanches, les pieds parallèles entre eux. Répartissez équitablement votre poids sur vos deux pieds. Balancez-vous un peu d'avant en arrière au-dessus de vos chevilles et de vos orteils. Essayez de placer votre poids légèrement sur l'avant des chevilles. Vos genoux restent souples, jamais tendus. Vos deux hanches sont à la même hauteur – vérifiez qu'elles ne penchent pas d'un côté ou de l'autre – et vous allongez le coccyx vers le sol. Soulevez vos muscles abdominaux et allongez la tête vers le plafond. Gardez vos épaules ouvertes et relâchées. Visualisez un fil à plomb qui descendrait tout droit de votre oreille vers le milieu de l'épaule, la hanche, le genou et la cheville.

Habituez-vous à cette sensation et, au cours de la journée, essayez de vérifier de temps à autre si vous vous tenez correctement. Ayez aussi conscience de votre posture en position assise, en prenant soin de soulever vos muscles abdominaux et de relever la tête, tout en gardant les épaules ouvertes.

Une posture et un alignement du corps corrects apparaissent comme essentiels dans la prévention des douleurs lombaires. La contraction des muscles abdominaux relâche la pression exercée sur les lombaires.

>> **Les bienfaits** des exercices d'aérobic

- **Réduction** du risque de maladies cardiaques, de diabète et d'autres affections
- **Aide** pour perdre du poids
- **Amélioration** du métabolisme
- **Renforcement** du cœur
- **Ralentissement** du rythme cardiaque au repos, ce qui signifie que votre cœur doit fournir moins d'effort pour envoyer le sang dans tout le corps
- **Amélioration** de la capacité du corps à utiliser l'oxygène et donc à brûler les graisses
- **Diminution** du stress

>> **Danser** pour être en forme

À mesure que vous pratiquerez la danse, vous remarquerez une amélioration de votre sens de l'équilibre, de votre grâce, de l'alignement de votre corps et de votre coordination ; vous atteindrez aussi une meilleure compréhension du rythme, un renforcement de vos capacités de mémorisation, une meilleure estime de vous et une plus grande appréciation de la musique... et il existe nombre d'autres bienfaits à cette pratique.

En plus de vous fournir un excellent entraînement et d'améliorer votre sens de l'équilibre, la danse allongera vos muscles, tout en les définissant mieux et en les tonifiant ; votre corps deviendra puissant et sculpté. La danse étire et renforce les muscles ; elle fait travailler le corps très différemment du culturisme pratiqué dans les salles de sport, qui fabrique de la masse musculaire et raccourcit les muscles. De plus,

pratiquer la danse s'avère excellent pour améliorer la souplesse de la colonne vertébrale, des hanches et des autres articulations. Enfin, elle vous fait prendre conscience de vous-même, ce qui est nécessaire pour améliorer le maintien et l'alignement de votre corps.

La plupart des problèmes de posture se produisent par manque de prise de conscience et par paresse. En introduisant la danse dans votre

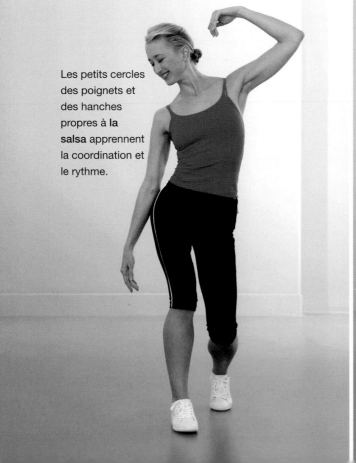

Les petits cercles des poignets et des hanches propres à **la salsa** apprennent la coordination et le rythme.

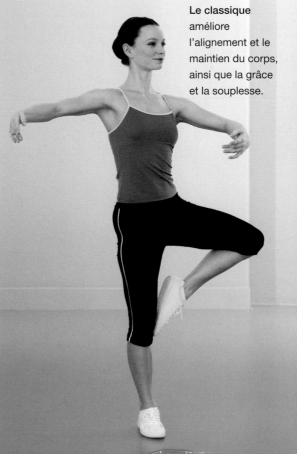

Le classique améliore l'alignement et le maintien du corps, ainsi que la grâce et la souplesse.

vie, vous prendrez conscience de la position de votre tête, de votre cou et de vos épaules par rapport au reste de votre corps (voir pages 10 et 11), et c'est là un premier pas pour vous corriger.

La danse comme activité d'aérobic

Malheureusement, en raison de la manière dont un cours de danse est généralement structuré, la danse n'est pas considérée comme une activité d'aérobic. Normalement, un professeur de danse classique, par exemple, interrompra le cours chaque fois qu'il souhaite montrer un exercice à la barre. Or, les vrais exercices d'aérobic doivent être pratiqués en continu, de sorte que les cours de danse ne vous offrent pas d'entraînement d'aérobic.

Mes quatre séances vous proposent le meilleur de deux mondes : une combinaison de l'aérobic et de la danse. Et vous pouvez les pratiquer en un temps record : 15 minutes seulement ! De plus, chaque séance peut être adaptée à un niveau débutant, intermédiaire ou avancé. Vous n'avez pas besoin de les suivre dans un ordre particulier : commencez par votre style de danse préféré.

Pourquoi ces styles de danse ?

J'ai essayé de faire de mon projet le reflet des différents courants de la danse populaire. J'ai puisé à la fois dans le courant dominant culturel de la danse populaire et dans la danse en tant que forme artistique classique. Lorsque vous aurez appris quelques mouvements de danse classique, j'espère que vous comprendrez mieux ce style et que vous l'apprécierez plus. Le style et les mouvements du programme de jazz font référence à Bob Fosse et aux comédies musicales de Broadway. La salsa, avec ses petits balancements de hanches, évoque la sensualité latino-américaine. Enfin, le programme de hip-hop vous ancre profondément dans le sol. Vous serez peut-être plus attiré par certains styles de danse que par d'autres, mais tous les essayer peut s'avérer très amusant.

Les mouvements sont vraiment très faciles à saisir. Apprenez toujours le mouvement des pieds en premier, puis ajoutez les bras et, lorsque vous vous sentez prêt, introduisez les épaules et les hanches. N'oubliez pas d'y prendre du plaisir et d'insuffler votre propre style aux pas.

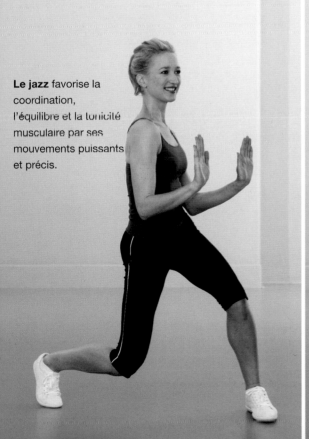

Le jazz favorise la coordination, l'équilibre et la tonicité musculaire par ses mouvements puissants et précis.

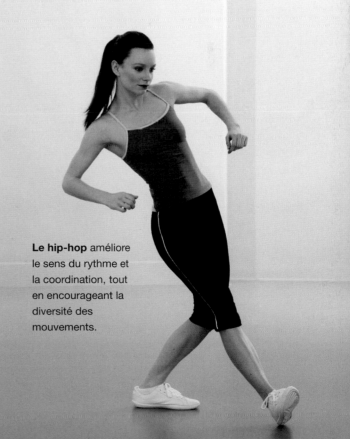

Le hip-hop améliore le sens du rythme et la coordination, tout en encourageant la diversité des mouvements.

>> **La structure** d'une séance

En général, quand vous prenez un cours d'aérobic, vous pouvez constater que la séance est divisée en trois parties : d'abord l'échauffement, ensuite des exercices d'aérobic, et enfin un travail de renforcement musculaire et d'étirements. Mes séances de danse sont structurées exactement de la même manière.

Échauffement

L'échauffement porte bien son nom : il échauffe votre corps et mobilise les articulations et les muscles pour les préparer aux exercices suivants. Si vous arrivez au cours sans vous être échauffé et que vous attaquez directement les mouvements plus physiques, vous pouvez vous blesser gravement. En étirant doucement vos muscles en guise d'échauffement, vous ouvrez vos articulations, augmentez l'amplitude de vos mouvements et préparez votre corps pour des mouvements plus énergiques.

Aérobic

Cette partie est la plus longue dans un cours d'aérobic. Elle est destinée à entraîner votre cœur. Le cœur est un muscle et, comme tous les autres muscles, il réagit bien aux exercices. Votre rythme cardiaque correspond au nombre de fois que votre cœur bat – ou se contracte – par minute. En pratiquant des exercices d'aérobic, vous augmentez légèrement le nombre de battements par minute, accélérant ainsi votre rythme cardiaque, tout en le renforçant. La courbe d'aérobic illustre comment, au cours d'un exercice d'aérobic, le rythme cardiaque s'accélère légèrement, se maintient, puis retombe à son rythme au repos.

Dans ce livre et ce DVD, chaque séance de danse comprend cinq mouvements de base (niveau 1). Vous commencez par les exécuter, puis ceux-ci sont combinés en aérobic de différentes manières, par exemple en ajoutant un mouvement de bras, ou en pliant plus les genoux, ou encore en vous déplaçant dans l'espace (niveau 2). Au sommet de la courbe d'aérobic, des sauts viennent souvent en complément (niveau 3). Si vous trouvez ces mouvements inconfortables, c'est peut-être que

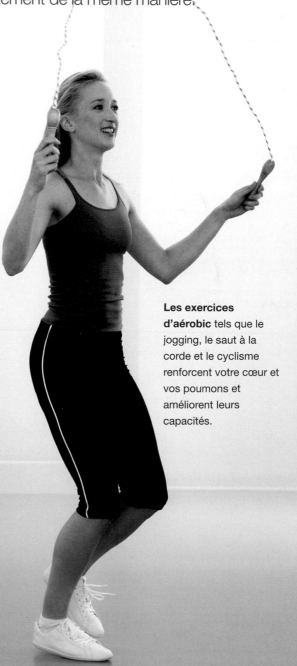

Les exercices d'aérobic tels que le jogging, le saut à la corde et le cyclisme renforcent votre cœur et vos poumons et améliorent leurs capacités.

vous n'êtes pas encore prêt à les exécuter ; travaillez alors tous les mouvements hormis les sauts.

Finalement, pour ramener votre cœur à son rythme au repos, vous allez retirer peu à peu tous les mouvements, en commençant par les sauts et en continuant avec les autres pas. Vous finirez comme vous avez commencé, en exécutant seulement les cinq mouvements de base.

Renforcement musculaire et étirements

Après la partie aérobic de la séance, vous allez vous coucher sur un tapis de sol pour renforcer vos muscles et vous étirer. Le renforcement musculaire concerne des muscles isolés ou des groupes de muscles ; il ne produit pas de masse musculaire. Les mouvements sollicitant les muscles abdominaux et les pompes sont des exemples d'exercices de renforcement musculaire. En effectuant quelques mouvements abdominaux chaque jour, vous pouvez renforcer ces muscles essentiels, qui contribueront à supporter la colonne vertébrale et à soulager les douleurs lombaires.

Tandis que le renforcement musculaire favorise une bonne tonicité, les étirements agissent sur les muscles et les articulations pour les rendre plus souples. Au cours des séances, vous étirerez par exemple vos tendons ou vos hanches.

Les photographies ci-dessous montrent un exercice simple de renforcement musculaire.

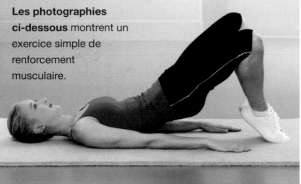

Étape 1 Allongez-vous sur le dos, genoux pliés, pieds joints et à plat sur le sol. Soulevez ensuite votre bassin, vertèbre après vertèbre, en décollant vos talons et en inspirant tout en écartant les genoux.

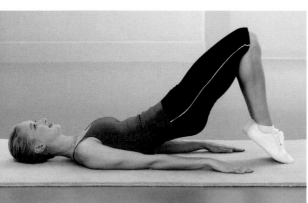

Étape 2 En expirant, pressez vos genoux l'un contre l'autre. Cet exercice renforce et tonifie les muscles ischio-jambiers, ainsi que ceux de l'intérieur des cuisses et des mollets.

Vous pouvez étirer des muscles spécifiques. La photographie en médaillon montre l'étirement de l'avant de la cuisse en allongeant le muscle du quadriceps. La photographie principale illustre comment étirer le muscle du mollet.

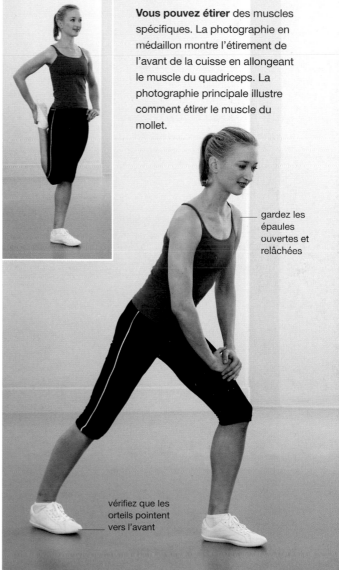

gardez les épaules ouvertes et relâchées

vérifiez que les orteils pointent vers l'avant

>> **Conseils** aux débutants

Démarrer un nouveau programme d'entraînement peut être à la fois excitant et décourageant. Vous voudrez sûrement trouver du plaisir à ces séances de danse tout en progressant, mais vous devez aussi apprendre à travailler efficacement et en toute sécurité pour éviter tout risque de blessure.

Avant de commencer une séance, il faut prendre en compte quelques points importants : le type de vêtements et l'équipement adapté ; l'espace dont vous aurez besoin ; la nécessité de vous hydrater régulièrement et de respirer correctement pendant les exercices ; la fréquence des séances, et enfin comment pratiquer en toute sécurité. Si vous êtes débutant, il peut aussi être intéressant d'apprendre comment les danseurs comptent la musique.

La tenue et l'équipement

Une tenue adaptée vous aidera à vous sentir plus à l'aise pendant les exercices, mais elle vous permettra aussi d'éviter les blessures. Vérifiez que vos chaussures de sport possèdent une semelle rigide et qu'elles tiennent bien vos chevilles. Vos vêtements doivent être

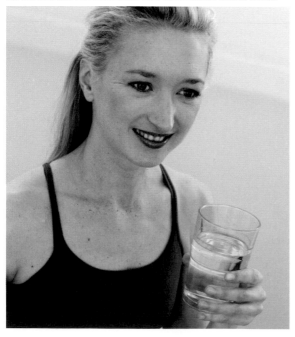

confortables, près du corps et fabriqués dans une matière qui laisse votre peau respirer. Évitez les nombreux boutons, fermetures Éclair et vêtements flottants ; en effet, les boutons et les fermetures Éclair pourraient s'arracher, tandis que les vêtements trop amples vous gêneraient dans vos mouvements. Le seul équipement utile pour ces séances de danse est un tapis de sol mou et confortable pour les courts exercices de renforcement musculaire et d'étirements au sol à la fin de chaque séance. Si vous n'avez pas de tapis, vous pouvez utiliser une couverture pliée par terre.

De combien d'espace ai-je besoin ?

Vous aurez besoin de dégager un peu d'espace devant votre téléviseur ou votre ordinateur pour pouvoir suivre le programme en même temps que le DVD. La surface doit être assez grande pour que vous puissiez faire quatre pas en avant, quatre en arrière et quatre de chaque côté. Assurez-vous qu'il n'y a pas d'obstacles sur lesquels vous pourriez trébucher ou que vous pourriez percuter au cours de la séance.

L'importance de boire régulièrement

Il est important de boire de l'eau régulièrement lorsque vous faites de l'exercice, ce dont la plupart des gens n'ont pas assez conscience. Chaque fois que vous pratiquez une activité physique qui élève la température de votre corps pendant une période soutenue, celui-ci transpire naturellement pour se rafraîchir. Boire de petites quantités d'eau pendant l'effort vous permettra de remplacer l'eau perdue par transpiration. Donc, avant de commencer, veillez à placer un verre d'eau à portée de main.

Afin d'éviter les effets de la déshydratation, tels qu'un mal de tête ou des crampes, buvez quelques gorgées d'eau avant, pendant et après la séance.

Une bonne respiration augmente la quantité d'oxygène emmagasinée. Lorsque vous expirez, sentez votre cage thoracique se relâcher (voir médaillon) ; lorsque vous inspirez, sentez-la s'étirer vers le haut et vers les côtés.

Respirer correctement

Respirer de manière adaptée pendant une activité physique assure un apport d'oxygène suffisant à votre cœur et à vos poumons pour être redistribué dans le reste du corps. Pensez à respirer profondément tout le temps. Pour vous entraîner, placez vos mains de chaque côté de la cage thoracique : en inspirant, sentez les côtes se dilater lentement vers l'avant, vers l'arrière et sur les côtés ; en expirant, sentez la cage thoracique se relâcher en même temps que les muscles, tandis que vous soufflez l'air.

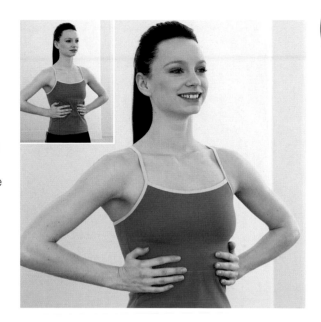

À quelle fréquence et quand pratiquer ces séances ?

Comme une séance ne dure que 15 minutes, elle devrait tenir facilement dans une journée. Vous pouvez pratiquer le matin, le soir ou en milieu de journée, même si je recommanderais plutôt le matin : non seulement vous en serez débarrassé, mais en plus vous vous sentirez en pleine forme pour le reste de la journée.

Essayez de pratiquer une séance au moins trois fois par semaine. Prenez l'engagement envers vous-même de trouver un horaire régulier pour votre entraînement de danse. Une fois l'habitude installée, vous vous sentirez mieux, plus stimulé et plein de tonus dans tout ce que vous ferez.

Compter les 8

Il est facile de compter la musique. Elle est divisée en temps (pulsations) de même durée et regroupés en phrases. Toutes les musiques de ces séances sont écrites en phrases de huit temps – ou huit comptes. Lorsque vous exécuterez un mouvement, vous le répéterez pendant quatre phrases de huit comptes, pour vous y exercer. Lorsque vous serez en phase descendante sur la courbe d'aérobic (voir page 14), vous ne répéterez plus les mouvements que sur deux phrases de huit comptes. S'il vous arrive d'avoir des difficultés pour trouver le rythme de la musique, ne vous inquiétez pas : il suffit de suivre le DVD.

>> Pour pratiquer en toute **sécurité**

Il est important de s'entraîner en toute sécurité. Un bon alignement et une bonne technique vous aideront à vous maintenir en forme à mesure que les programmes se compliqueront et dans les années à venir.

- **Que vos genoux soient tendus ou pliés,** assurez-vous qu'ils restent toujours dans l'alignement de vos orteils. En effet, si le genou est aligné avec l'intérieur ou l'extérieur du pied, cela exerce une pression inutile sur son articulation.

- **Gardez les genoux souples.** Atterrir sur une jambe raide peut non seulement secouer tout le corps, mais également endommager les articulations.

- **Lorsque vous réceptionnez un saut,** pensez à prendre appui d'abord sur les orteils, puis la plante et enfin les talons.

- **N'oubliez pas** de rentrer votre ventre et d'allonger le coccyx vers le sol. Cela vous empêchera de cambrer le dos, évitant ainsi d'exercer une trop forte pression sur les muscles qui soutiennent la colonne vertébrale, ce qui l'abîmerait.

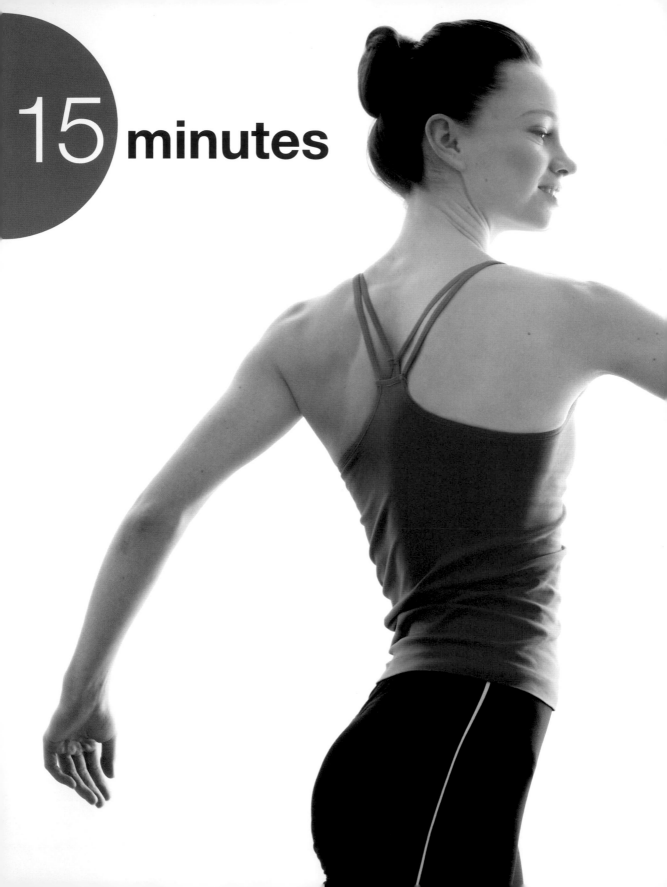

15 minutes

Séance de
salsa >>

Appréciez le léger
balancement de vos
hanches tandis que vos
poignets tournent au
rythme de la musique.

>> **Échauffement** Cercles des épaules / Isolation de la tête

1 **Cercles des épaules** Écartez les pieds de la largeur des hanches, pieds parallèles entre eux. Pliez les jambes. En les tendant à nouveau, commencez un cercle vers l'avant avec vos épaules. Quand vous pliez de nouveau les jambes, vous devez avoir fini le cercle. Faites quatre cercles vers l'avant et quatre cercles vers l'arrière.

2 **Isolation de la tête** Tendez les jambes et étirez votre corps jusqu'au sommet de la tête, en direction du plafond. Regardez par-dessus votre épaule droite. Ramenez la tête au centre, puis regardez par-dessus votre épaule gauche. Recommencez quatre fois de chaque côté.

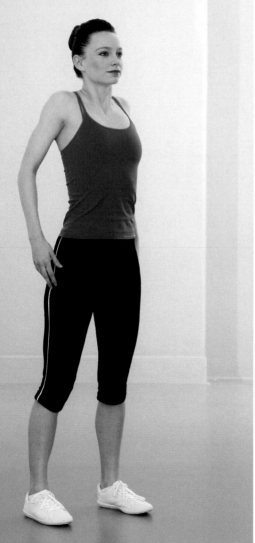

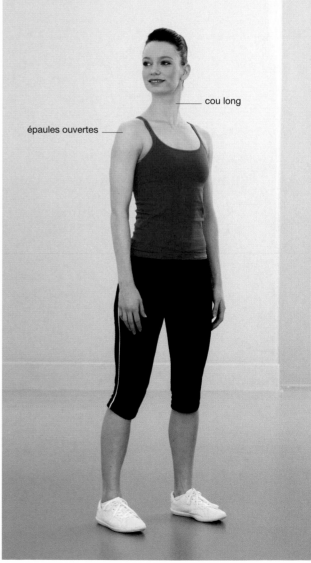

cou long

épaules ouvertes

3 **Cercles avec les poignets et les hanches** Pieds toujours écartés de la largeur des hanches, pliez légèrement les jambes. En gardant le buste immobile et les bras tendus, décrivez des cercles avec les hanches et les poignets. Faites quatre cercles à gauche et quatre cercles à droite.

4 **Étirements latéraux** En gardant les genoux pliés, placez votre main gauche sur votre hanche et tendez votre bras droit à côté de votre oreille. Détachez le buste des hanches et penchez-le vers la gauche en l'allongeant et en étirant le côté droit du corps. Revenez lentement au centre et répétez le mouvement de l'autre côté.

bras allongé _____

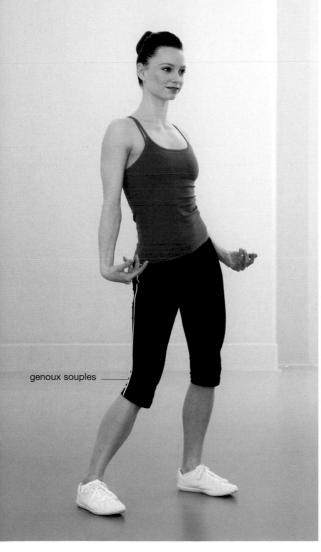

genoux souples _____

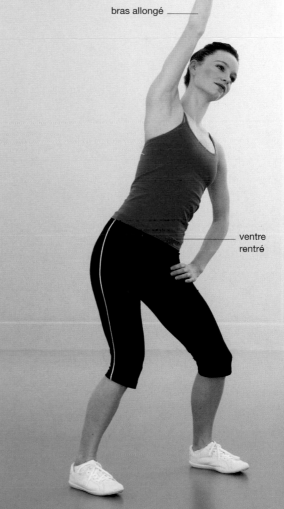

ventre rentré

>> **Aérobic** Salsa 1

5 **Salsa 1** Placez les mains sur les hanches et rassemblez les pieds. Faites un petit pas en avant avec le pied droit et laissez votre hanche se balancer légèrement de côté. Ramenez le pied droit près du pied gauche. Recommencez avec le pied gauche, en faisant un petit pas en avant, puis en le ramenant près du droit.

6 Ensuite, faites un petit pas en arrière avec le pied droit, en laissant de nouveau la hanche se balancer vers la droite. Ramenez le pied droit près du gauche. Recommencez cette fois avec le pied gauche. Répétez une fois les mouvements 5 et 6.

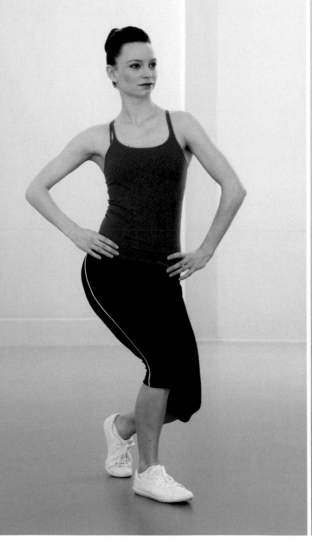

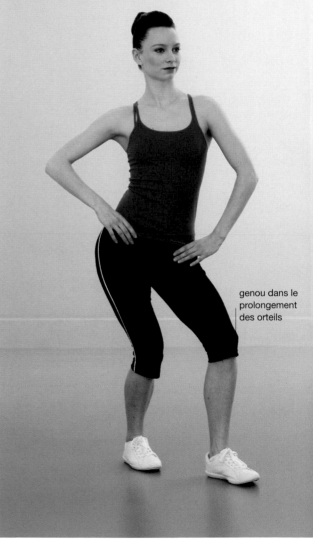

genou dans le prolongement des orteils

7 **Croisé devant 1** Gardez les mains sur les hanches et croisez le pied gauche devant le pied droit, en amenant l'épaule droite légèrement en avant et en laissant la hanche gauche se balancer vers la gauche. Ramenez le pied gauche au centre.

8 Croisez le pied droit devant le gauche en avançant légèrement l'épaule gauche et en laissant la hanche droite se balancer vers la droite. Ramenez le pied droit au centre. Répétez les mouvements 7 et 8 quatre fois, en continuant d'avancer l'épaule opposée au pied.

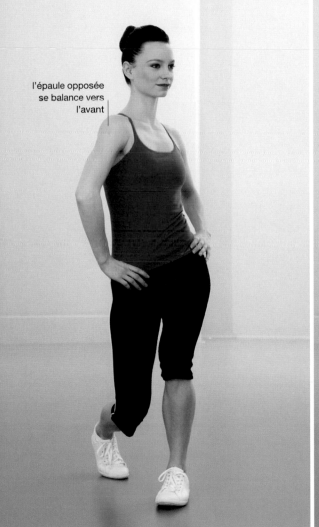

l'épaule opposée se balance vers l'avant

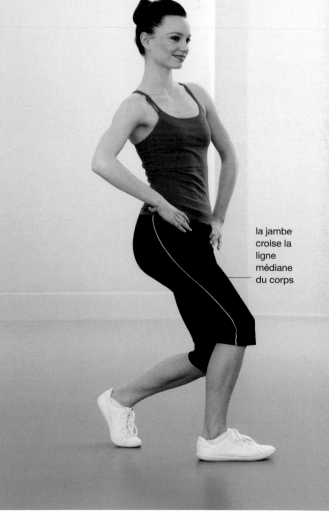

la jambe croise la ligne médiane du corps

>> **Aérobic** Mambo 1

9 **Mambo 1** Les mains toujours sur les hanches, pointez le pied gauche en le croisant devant le pied droit. Gardez la jambe gauche tendue et prenez appui sur les orteils pour soulever votre pied droit.

10 Puis tendez la jambe gauche derrière vous, légèrement vers la gauche. Prenez appui sur les orteils pour soulever le pied droit. Tendez à nouveau la jambe gauche devant la droite, puis ramenez le pied gauche à côté du pied droit en faisant trois petits pas sur place. Recommencez de l'autre côté, puis reprenez deux fois les mouvements 9 et 10 de chaque côté.

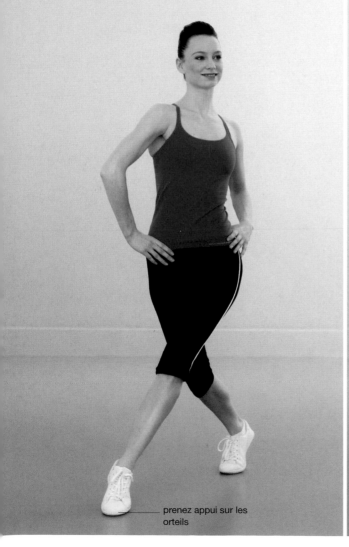

prenez appui sur les orteils

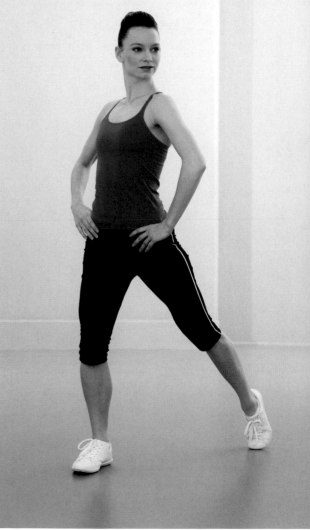

>> **Aérobic** Rumba 1

11 **Rumba 1** Maintenant, faites un pas de côté avec le pied droit et ramenez le pied gauche à son niveau. Faites de nouveau un pas vers la droite et ramenez de nouveau le pied gauche à côté du pied droit, mais en faisant un *touch* avec les orteils.

12 Continuez en faisant deux pas vers le côté gauche avec la jambe gauche. Laissez les hanches monter et descendre en rythme avec les pieds. Recommencez les mouvements 11 et 12 quatre fois de chaque côté.

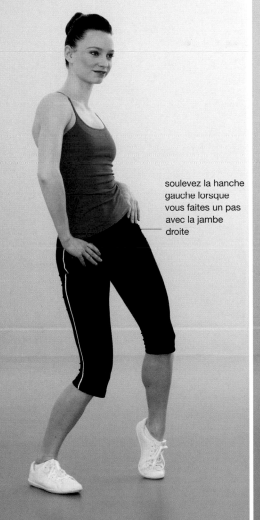

soulevez la hanche gauche lorsque vous faites un pas avec la jambe droite

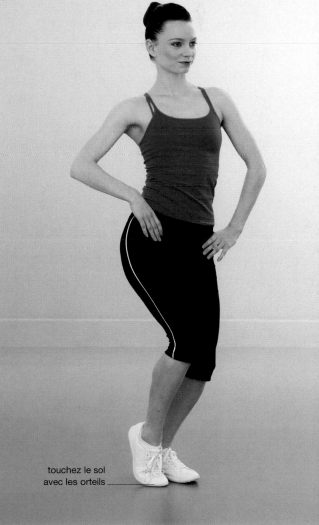

touchez le sol avec les orteils

>> **Aérobic** Torsion latérale 1

13 **Torsion latérale 1** Mains sur les hanches et pieds rassemblés, tendez la jambe droite sur le côté et fléchissez le genou gauche. Avancez l'épaule droite, décollez le talon gauche et reposez-le.

14 Ramenez la jambe droite au centre et recommencez de l'autre côté. Répétez les mouvements 13 et 14 quatre fois de chaque côté.

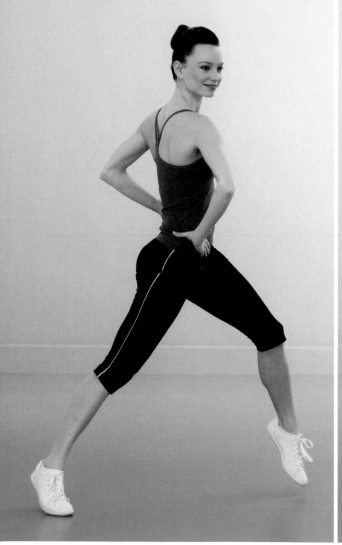

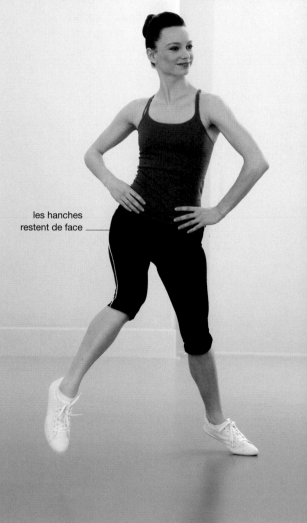

les hanches restent de face

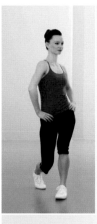

15 **Salsa 2** Répétez deux fois le pas Salsa 1 (mouvement 5 [voir médaillon] et mouvement 6), puis levez lentement les bras sur les côtés en décrivant un cercle avec les poignets tout en faisant un pas en avant et un pas en arrière avec la jambe droite.

Continuez de lever les bras en décrivant des cercles avec les poignets en faisant maintenant un pas en avant et un pas en arrière avec la jambe gauche. Les bras doivent être en haut et les mains continuer de décrire des cercles lorsque vous faites un pas en arrière avec la jambe droite et que vous la ramenez ; ils doivent se trouver au dessus de la tête lorsque vous faites un pas en arrière avec la jambe gauche. Laissez retomber les bras sur le côté lorsque vous faites un pas à gauche.

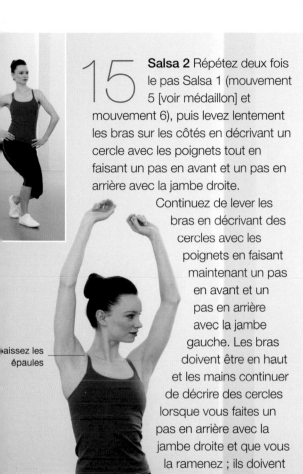

baissez les épaules

16 **Croisé devant 2** Répétez quatre fois le pas Croisé devant 1 (mouvement 7 [voir médaillon] et mouvement 8) de chaque côté, puis ajoutez les bras : décrivez un petit cercle avec le poignet au niveau de votre nombril tout en croisant la jambe opposée devant vous. Répétez le tout quatre fois de chaque côté.

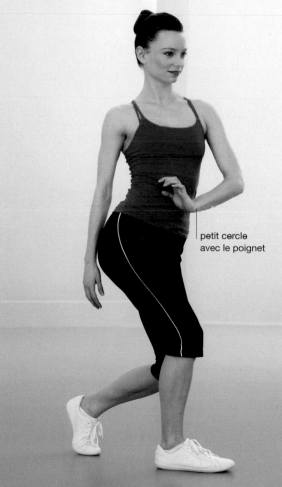

petit cercle avec le poignet

>> **Aérobic** Mambo 2 / Rumba 2

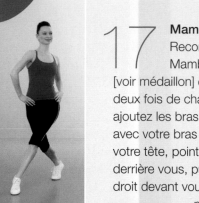

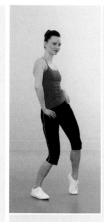

17 **Mambo 2**
Recommencez le pas Mambo 1 (mouvement 9 [voir médaillon] et mouvement 10) deux fois de chaque côté, puis ajoutez les bras : tracez un cercle avec votre bras droit au-dessus de votre tête, pointez le coude droit derrière vous, puis tendez le bras droit devant vous. Sur les trois petits pas rapides, placez les deux bras à la hauteur des hanches. Recommencez de l'autre côté (voir photo), puis répétez le pas une fois de chaque côté.

main souple

18 **Rumba 2** Répétez le pas Rumba 1 (mouvement 11 [voir médaillon] et mouvement 12) quatre fois de chaque côté, puis ramenez les bras le long du corps. Reprenez maintenant le pas et, tout en faisant le pas de côté avec le pied droit, ramenez la jambe gauche et effleurez votre corps avec le bras droit en décrivant un cercle autour de votre tête. Recommencez de l'autre côté (voir photo), puis reprenez le pas quatre fois de chaque côté.

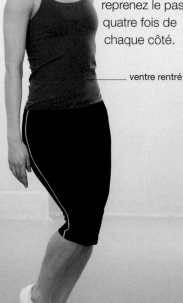

ventre rentré

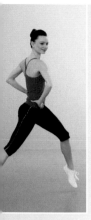

19 **Torsion latérale 2** Recommencez le pas Torsion latérale 1 (mouvement 13 [voir médaillon] et mouvement 14) quatre fois de chaque côté, puis ramenez les bras le long du corps. Reprenez le pas en ajoutant les bras : lorsque vous tendez votre jambe droite sur le côté, décrivez un petit cercle avec votre poignet droit au niveau de l'oreille gauche. Ramenez ensuite le bras le long du corps et la jambe au centre. Recommencez de l'autre côté (voir photo), puis reprenez le pas quatre fois de chaque côté.

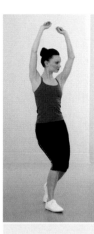

20 **Salsa 3** Reprenez le pas Salsa 2 (mouvement 15, voir médaillon) deux fois, puis, la troisième fois, lorsque vous avancez la jambe droite, pliez le bras gauche près de l'oreille gauche en décrivant un petit cercle avec le poignet. Ramenez la jambe droite au centre et le bras le long du corps et exécutez un petit saut. Recommencez avec la jambe gauche devant et le bras droit, puis continuez en arrière. Reprenez ensuite le pas Salsa 3 une fois de chaque côté.

encadrez votre visage avec le bras

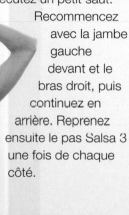

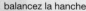

balancez la hanche

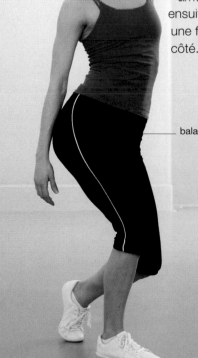

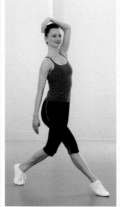

21 **Croisé devant 3**
Répétez le pas
Croisé devant 2
(mouvement 16, voir médaillon)
quatre fois de chaque côté.
Recommencez une
cinquième fois mais,
après avoir avancé
la jambe gauche et
décrit un cercle
devant le nombril
avec la main droite,
ramenez la
jambe gauche
au centre et
exécutez un petit
saut avant de
reprendre de
l'autre côté.
Répétez le pas
Croisé devant 3
quatre fois de
chaque côté.

22 **Mambo 3** Répétez
le pas Mambo 2
(mouvement 17,
voir médaillon) deux fois de
chaque côté. La troisième fois,
au lieu d'exécuter trois pas
rapides sur place, faites un petit
saut. Recommencez le pas
Mambo 3 deux fois de chaque
côté.

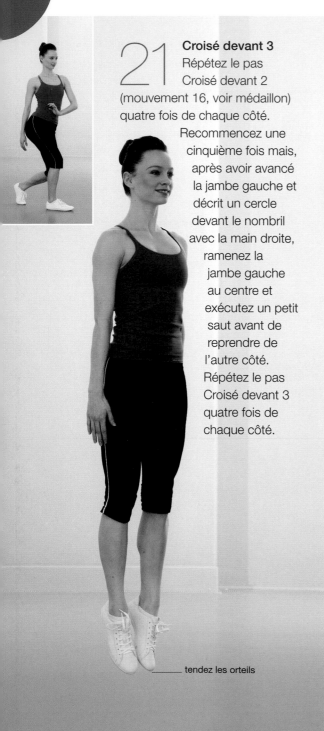

_____ tendez les orteils

baissez les épaules

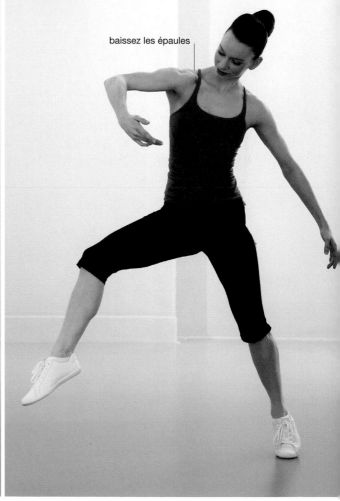

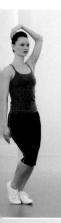

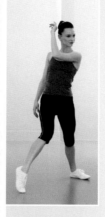

23 **Rumba 3** Répétez le pas Rumba 2 (mouvement 18, voir médaillon) quatre fois de chaque côté. À la cinquième fois, faites un pas avec la jambe droite, pliez le genou, levez la jambe gauche et sautez de côté, en reposant le pied gauche à la place du pied droit. Refaites tout de suite un pas avec la jambe droite. Lorsque vous ramenez le pied gauche pour toucher le pied droit, levez le bras droit au-dessus de la tête et redescendez-le en cercle gracieux. Recommencez le pas Rumba 3 quatre fois de chaque côté.

24 **Torsion latérale 3** Répétez le pas Torsion latérale 2 (mouvement 19, voir médaillon) quatre fois de chaque côté, puis pliez les deux jambes et exécutez un petit saut. Lorsque vous touchez de nouveau le sol, sortez la jambe droite et croisez le bras droit devant votre corps de manière à ce que votre poignet et votre main puissent décrire un petit cercle devant votre visage. Redescendez le bras au prochain saut en rassemblant les pieds. Recommencez le pas Torsion latérale 3 huit fois de chaque côté.

Reprenez maintenant tous les pas de niveau 3, puis recommencez-les dans l'ordre inverse. Vous avez atteint le sommet de votre courbe d'aérobic. Pour finir, exécutez tout l'enchaînement dans l'ordre inverse, en commençant par le mouvement 24 jusqu'au mouvement 5 et en divisant par deux le nombre de répétitions de chaque mouvement pour ramener peu à peu votre rythme cardiaque au repos.

genou au-dessus des orteils

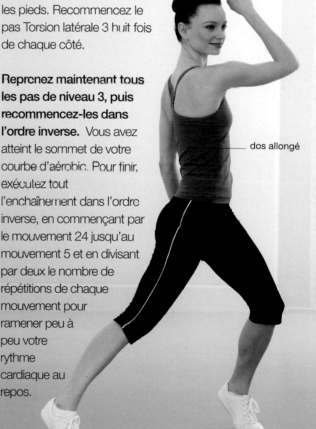

dos allongé

>> Renforcement musculaire
et étirements Abdos / Ischio-jambiers

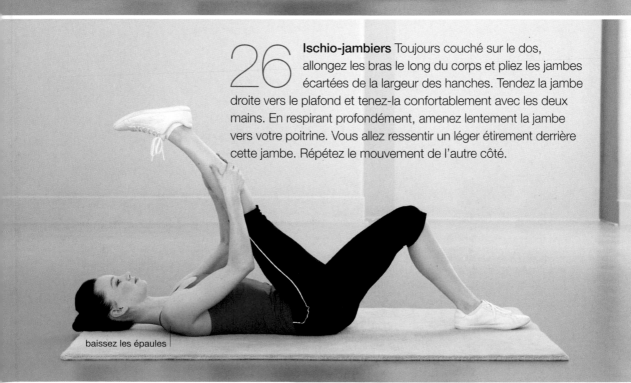

25 **Abdos** Couchez-vous sur le dos, mains derrière la nuque, genoux pliés et pieds rassemblés. Tendez la jambe droite en gardant les genoux l'un contre l'autre. Préparez-vous en inspirant. En expirant, relevez la tête en utilisant vos muscles abdominaux et vos bras (voir médaillon). Répétez ce mouvement huit fois. Ensuite, inspirez pour vous préparer à reprendre le mouvement, mais cette fois, lorsque vous expirez, exercez une torsion du haut du buste vers la droite et repliez votre genou droit vers votre poitrine, tout en avançant le coude gauche vers votre genou droit. Répétez ce mouvement huit fois, puis faites travailler l'autre côté, en commençant par tendre la jambe gauche.

26 **Ischio-jambiers** Toujours couché sur le dos, allongez les bras le long du corps et pliez les jambes écartées de la largeur des hanches. Tendez la jambe droite vers le plafond et tenez-la confortablement avec les deux mains. En respirant profondément, amenez lentement la jambe vers votre poitrine. Vous allez ressentir un léger étirement derrière cette jambe. Répétez le mouvement de l'autre côté.

baissez les épaules

>> Renforcement musculaire et étirements Pompes / Grande fente

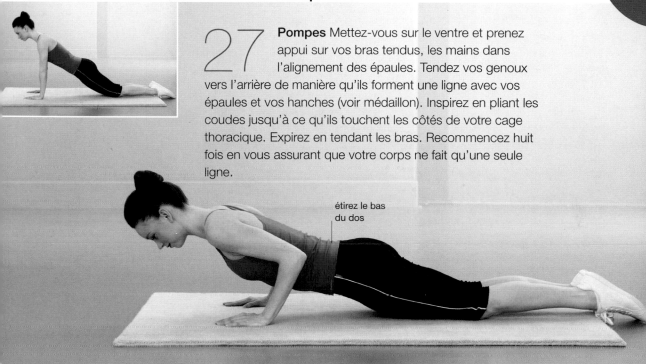

27 **Pompes** Mettez-vous sur le ventre et prenez appui sur vos bras tendus, les mains dans l'alignement des épaules. Tendez vos genoux vers l'arrière de manière qu'ils forment une ligne avec vos épaules et vos hanches (voir médaillon). Inspirez en pliant les coudes jusqu'à ce qu'ils touchent les côtés de votre cage thoracique. Expirez en tendant les bras. Recommencez huit fois en vous assurant que votre corps ne fait qu'une seule ligne.

étirez le bas du dos

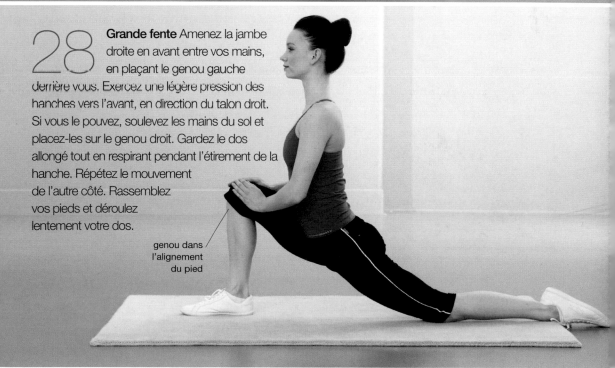

28 **Grande fente** Amenez la jambe droite en avant entre vos mains, en plaçant le genou gauche derrière vous. Exercez une légère pression des hanches vers l'avant, en direction du talon droit. Si vous le pouvez, soulevez les mains du sol et placez-les sur le genou droit. Gardez le dos allongé tout en respirant pendant l'étirement de la hanche. Répétez le mouvement de l'autre côté. Rassemblez vos pieds et déroulez lentement votre dos.

genou dans l'alignement du pied

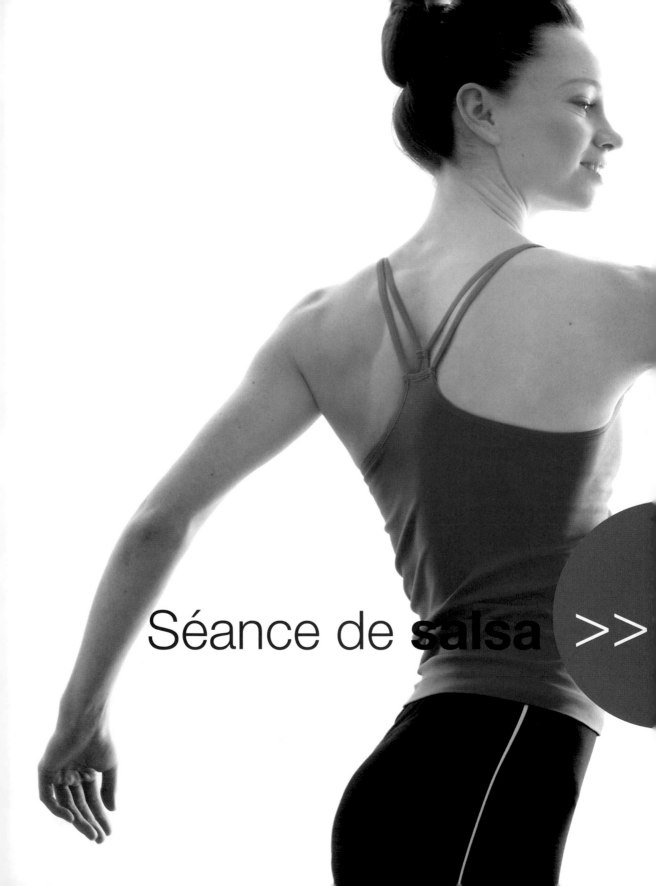

Séance de **salsa** >>

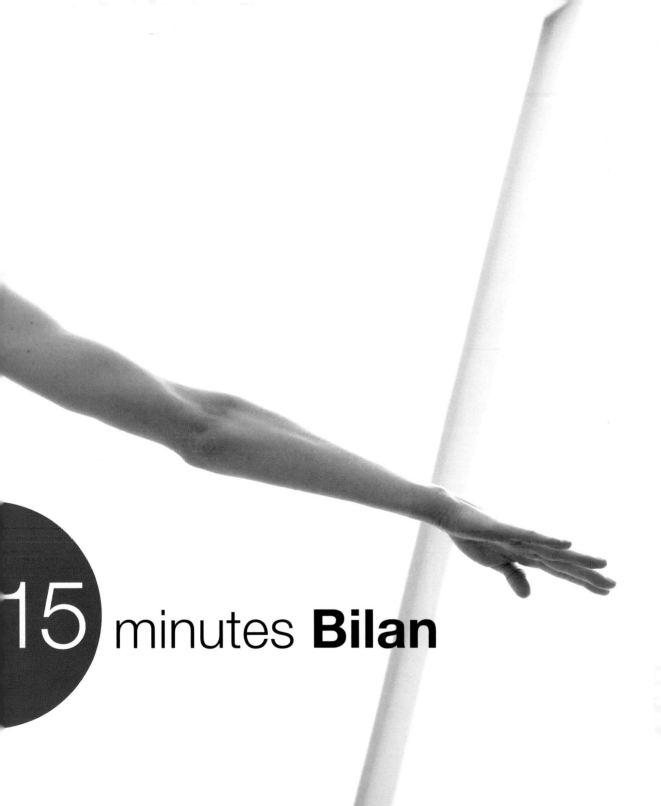

15 minutes **Bilan**

>> Foire aux questions

La séance de salsa conjugue l'amusement et la notion de flirt associée à cette danse avec une bonne endurance d'aérobic. Voici quelques conseils pour vous aider à comprendre non seulement la mécanique des mouvements, mais aussi l'intérêt d'exécuter ces pas.

>> Pourquoi dois-je m'échauffer ?

L'échauffement du corps permet de détendre les articulations et de libérer de l'énergie, ce qui génère de la chaleur. Lorsque les muscles et les articulations sont échauffés, ils fonctionnent plus efficacement et répondent mieux à vos ordres ; de plus, l'échauffement corporel réduit les risques de blessure tout en préparant votre corps à exécuter des mouvements plus toniques.

>> Quelle est la grandeur des pas que je dois faire sur Salsa 1, 2 et 3 ?

Souvenez-vous que la salsa est une danse de couple. Par conséquent, si vous faites de très grands pas, vous risquez de marcher sur les pieds de votre partenaire ! Pratiquez comme si vous étiez dans un cours de salsa, avec des petits pas de salsa vers l'avant et vers l'arrière, et des petits pas de côté pour la Rumba.

>> Quand je décris un cercle du bras autour de ma tête, je ne me sens pas très sensuel.

Le cercle du bras autour de la tête n'est pas censé donner l'impression que vous chassez une mouche ! Le mouvement du bras attire l'attention sur l'espace entre le bras et la ligne du corps. Il est expressif et séduisant, sans toutefois que vous touchiez votre peau. Pour le pratiquer, rien de tel que de vous placer devant un miroir et de laisser vos mains parcourir votre corps à environ deux centimètres de lui. Remarquez votre bras suivant le contour de votre corps : c'est exactement ce que vous devez faire dans les pas de Mambo et de Rumba.

>> Je trouve le mouvement des hanches difficile sur le pas de Rumba.

Une astuce qui peut vous aider est d'imaginer que vous vous tenez entre deux murs ; vous ne pouvez vous déplacer que sur les côtés, pas vers l'avant ni vers l'arrière. Commencez par travailler les pieds, en vous déplaçant de côté, hanches droites. Lorsque vous faites un pas de côté, soulevez légèrement la hanche opposée. Lorsque vous rassemblez vos pieds, balancez la hanche qui est soulevée. Vous vous sentirez peut-être maladroit au début, mais plus vous pratiquerez, mieux vous y arriverez.

>> Pouvez-vous expliquer le petit cercle avec le poignet sur la torsion latérale ?

La salsa est une danse très subtile. Il faut avoir la main détendue au maximum. Pensez à votre poignet décrivant un petit cercle délicat vers l'intérieur. Lorsque vous avez compris le mouvement du poignet, vous pouvez l'exécuter n'importe où près du corps en un mouvement gracieux et caressant.

>> Quelle est la différence entre un exercice d'aérobic et un exercice de tonicité et d'étirements ?

Les exercices d'aérobic renforcent le cœur et les poumons ; les exercices toniques participent au renforcement musculaire, tandis que les étirements allongent les muscles. Pour une séance de remise en forme complète, il faut pratiquer autant les trois. Des problèmes peuvent apparaître lorsqu'une personne travaille beaucoup sur l'un des aspects de l'entraînement en négligeant les autres. Par exemple, les personnes qui concentrent leurs efforts sur le renforcement musculaire et qui ne s'étirent jamais se sculptent des muscles courts, raides et avec une faible amplitude de mouvement.

>> Il est très difficile de déplacer le poids du corps sur les orteils dans le pas de Mambo. Comment faire ?

Lorsque nous marchons, nous n'avons pas conscience de déplacer le poids du corps d'un pied sur l'autre ; en fait, le pas de Mambo est moins difficile que vous ne l'imaginez. Il suffit de déplacer votre poids suffisamment pour soulever l'autre pied et le reposer, sans pour autant transférer le poids du corps du pied qui se trouve au centre sur l'autre pied.

15 minutes

Des bras souples.
Des pieds gracieux.
Du maintien. De l'élégance.
La beauté de la danse
classique.

Séance de
danse classique>>

>> **Échauffement** Travail de la cheville / Port de bras

1 **Travail de la cheville** Démarrez avec les orteils pointant vers l'extérieur et les talons collés. Placez vos bras en première position, mains au niveau des hanches. Soulevez les talons du sol. Pliez ensuite le genou droit tout en reposant le talon gauche pour étirer vos chevilles et vos orteils. Recommencez de l'autre côté, puis répétez l'exercice quatre fois de chaque côté.

2 **Port de bras** À la cinquième répétition du mouvement 1, levez les bras toujours en première position au-dessus de votre tête, puis baissez-les sur les côtés. Exécutez ensuite le mouvement inverse, en montant les bras sur les côtés jusqu'au-dessus de la tête, et en les baissant devant vous.

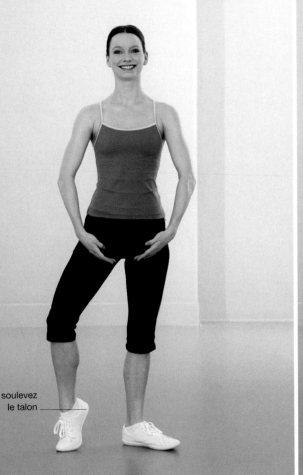

soulevez le talon

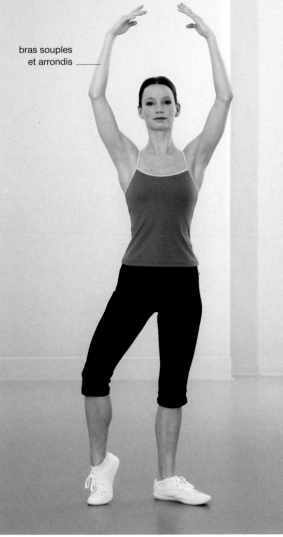

bras souples et arrondis

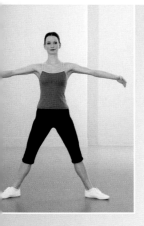

3 **Plié en seconde position** Écartez les jambes de la largeur des épaules, pointes de pied tournées vers l'extérieur. Montez lentement les bras à hauteur des épaules, les paumes dirigées vers l'avant et les doigts allongés (voir médaillon). Pliez les genoux au-dessus des orteils tout en balançant les bras vers le bas, puis en les croisant devant vous au niveau des poignets. Tendez ensuite les jambes en balançant de nouveau les bras vers le haut, à hauteur d'épaules. Répétez l'exercice quatre fois.

4 **Fente latérale** Pliez le genou droit tout en gardant la jambe gauche tendue et les hanches de face. Allongez le bras gauche au-dessus de la tête tout en étirant le côté gauche du corps. Tendez ensuite la jambe droite en ramenant vos bras sur les côtés. Recommencez les mouvements 3 et 4 en vous étirant de l'autre côté.

une seule et longue ligne allant de l'épaule à la hanche et au pied

genoux dans l'alignement des orteils

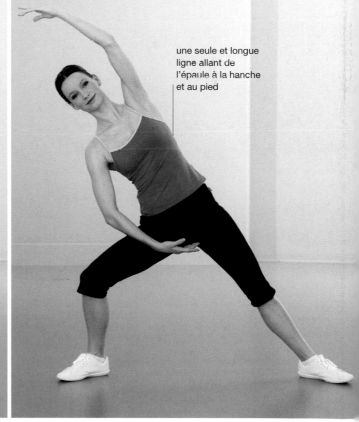

>> **Aérobic** Étirement du quadriceps 1

5 **Étirement du quadriceps 1**
Posez les mains sur les hanches et prenez appui sur le pied droit tout en pliant la jambe gauche en arrière de manière à allonger votre pied vers vos fesses. Rentrez le ventre pour garder le dos allongé. Reposez le pied gauche, pieds écartés de la largeur des hanches et genoux pliés.

6 Recommencez de l'autre côté, puis répétez les mouvements 5 et 6 huit fois de chaque côté, en alternant. Cela vous aidera à échauffer votre corps et à mobiliser vos articulations.

ventre rentré,
dos allongé

7 **En avant et en arrière 1** Pliez les coudes, bras le long du corps, puis faites trois pas en avant en commençant du pied droit, et *touch* du pied gauche.

8 Exécutez trois pas en arrière en repartant du pied gauche et faites un *touch* du pied droit. Gardez les épaules ouvertes et la nuque étirée vers le plafond. Répétez les étapes 7 et 8 quatre fois de chaque côté.

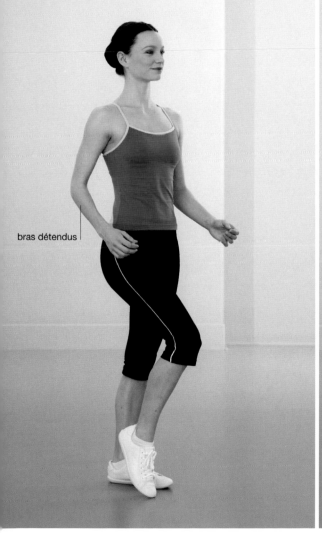

bras détendus

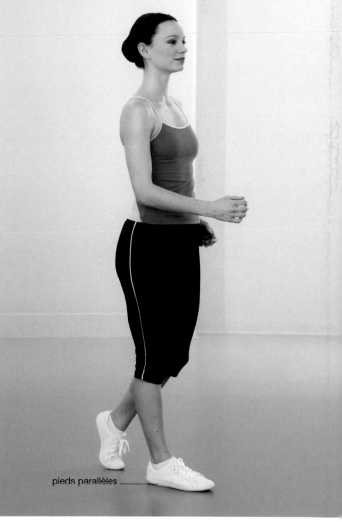

pieds parallèles

>> **Aérobic** Attitude 1

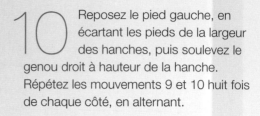

9 **Attitude 1** Posez les mains sur les hanches et prenez appui sur le pied droit tout en levant la jambe gauche, genou à hauteur de la hanche. Rentrez le ventre. Gardez les épaules et les hanches de face.

10 Reposez le pied gauche, en écartant les pieds de la largeur des hanches, puis soulevez le genou droit à hauteur de la hanche. Répétez les mouvements 9 et 10 huit fois de chaque côté, en alternant.

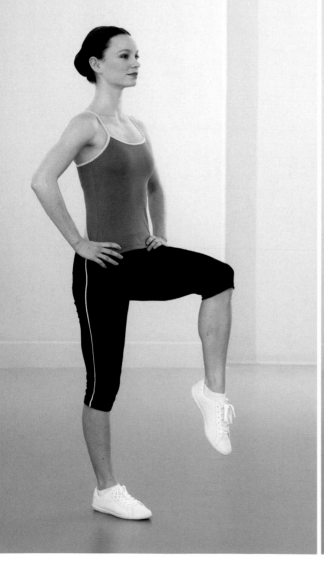

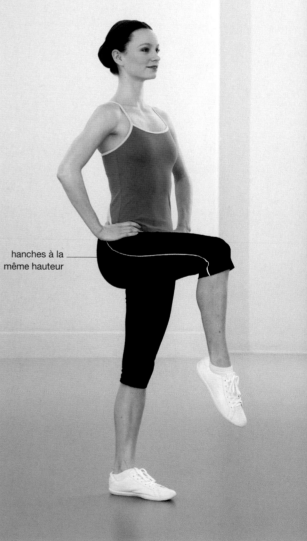

hanches à la même hauteur

11 **Retiré 1** Tournez doucement les pointes de pied vers l'extérieur et placez les bras en première position, mains au niveau des hanches. Placez-vous sur votre jambe droite et pliez le genou gauche pour que les orteils du pied gauche touchent le genou droit. Tournez la jambe gauche vers l'extérieur pour que la hanche, le genou et le pied soient alignés.

12 Reposez le pied gauche, en écartant les pieds de la largeur des épaules, puis faites un retiré de la jambe droite. Répétez les mouvements 11 et 12 huit fois de chaque côté, en alternant.

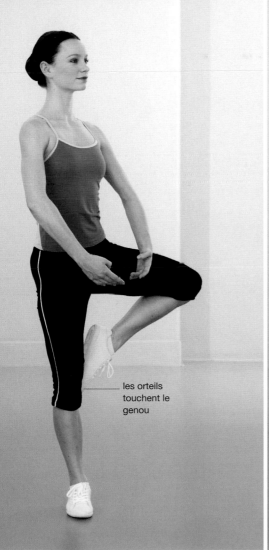

les orteils touchent le genou

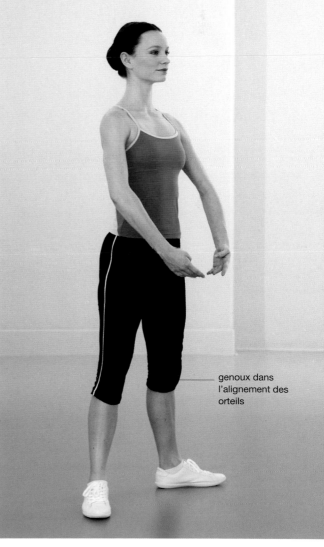

genoux dans l'alignement des orteils

13 **Frappé 1** Gardez la position initiale du Retiré 1, pliez les deux genoux et frappez la pointe du pied gauche au sol en prenant appui sur votre pied droit, jambes tendues.

14 Pliez les genoux en transférant le poids du corps sur la jambe gauche, puis tendez les jambes en frappant légèrement la pointe du pied droit sur le sol. Répétez les mouvements 13 et 14 huit fois de chaque côté, en alternant. Vérifiez que vos pieds et vos genoux sont alignés pendant tout l'exercice.

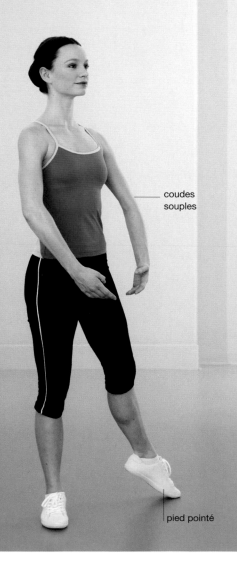

coudes souples

pied pointé

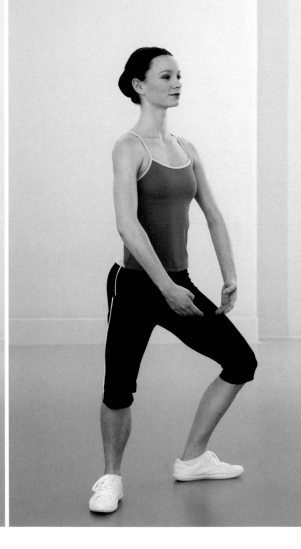

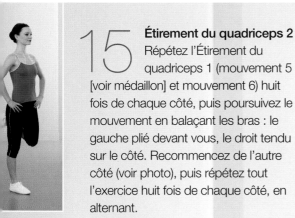

15 **Étirement du quadriceps 2**
Répétez l'Étirement du
quadriceps 1 (mouvement 5
[voir médaillon] et mouvement 6) huit
fois de chaque côté, puis poursuivez le
mouvement en balaçant les bras : le
gauche plié devant vous, le droit tendu
sur le côté. Recommencez de l'autre
côté (voir photo), puis répétez tout
l'exercice huit fois de chaque côté, en
alternant.

16 **En avant et en
arrière 2** Répétez le
pas En avant et en
arrière 1 (mouvement 7 [voir
médaillon] et mouvement 8)
quatre fois de chaque côté,
puis, la cinquième fois,
lorsque vous
avancez, décrivez
un cercle avec
vos bras vers
l'avant, puis
au-dessus de
la tête et sur
les côtés.
Lorsque le pied
gauche touche le
pied droit, croisez
les bras devant
vous, au niveau
des poignets. En
reculant, inversez
le cercle des bras,
en commençant
par les côtés.
Répétez l'exercice
quatre fois de
chaque côté.

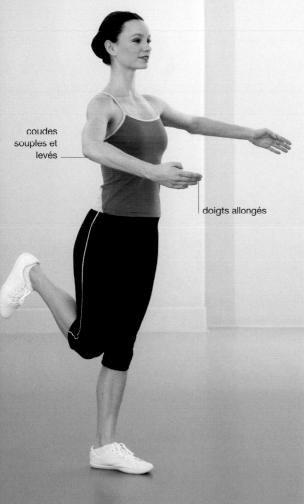

coudes
souples et
levés

doigts allongés

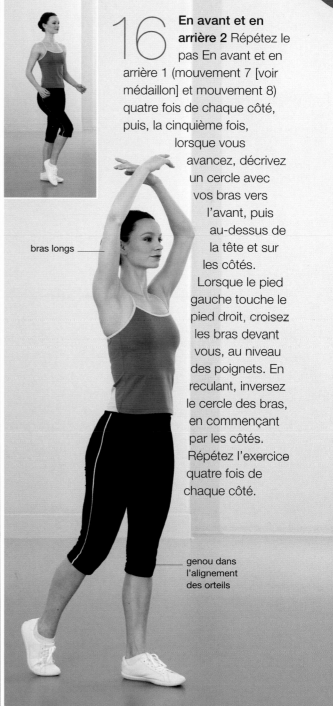

bras longs

genou dans
l'alignement
des orteils

>> **Aérobic** Attitude 2 / Retiré 2

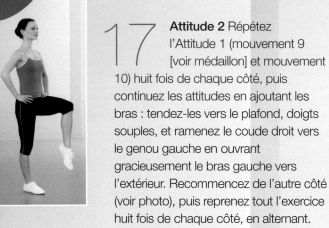

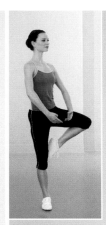

17 **Attitude 2** Répétez l'Attitude 1 (mouvement 9 [voir médaillon] et mouvement 10) huit fois de chaque côté, puis continuez les attitudes en ajoutant les bras : tendez-les vers le plafond, doigts souples, et ramenez le coude droit vers le genou gauche en ouvrant gracieusement le bras gauche vers l'extérieur. Recommencez de l'autre côté (voir photo), puis reprenez tout l'exercice huit fois de chaque côté, en alternant.

18 **Retiré 2** Répétez le Retiré 1 (mouvement 11 [voir médaillon] et mouvement 12) huit fois de chaque côté, puis intensifiez le mouvement des jambes en pliant les genoux entre chaque retiré, et balancez les bras : le gauche plié devant vous, le droit tendu sur le côté. Répétez l'exercice huit fois de chaque côté, en alternant.

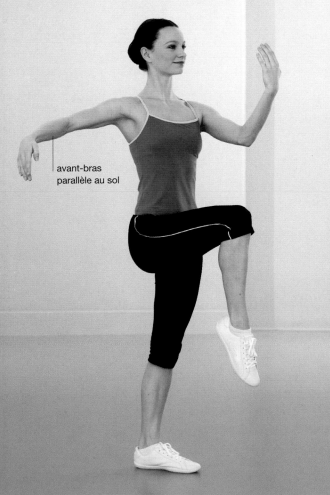

avant-bras parallèle au sol

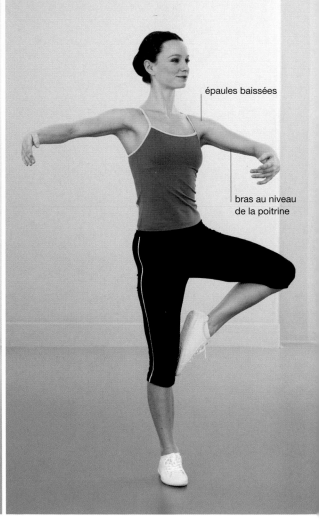

épaules baissées

bras au niveau de la poitrine

>> **Aérobic** Frappé 2 / Étirement du quadriceps 3

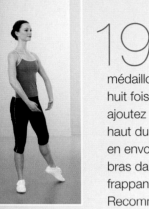

19 **Frappé 2** Répétez le pas Frappé 1 (mouvement 13 [voir médaillon] et mouvement 14) huit fois de chaque côté, puis ajoutez les bras : tournez le haut du buste vers la droite tout en envoyant doucement les bras dans cette direction et en frappant du pied gauche. Recommencez de l'autre côté (voir photo), puis répétez l'exercice huit fois de chaque côté, en alternant.

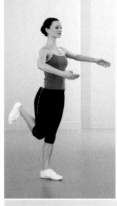

20 **Étirement du quadriceps 3** Répétez l'Étirement du quadriceps 2 (mouvement 15, voir médaillon) huit fois de chaque côté, puis poursuivez les mouvements des bras et des jambes en sautant. Répétez l'exercice huit fois de chaque côté, en alternant.

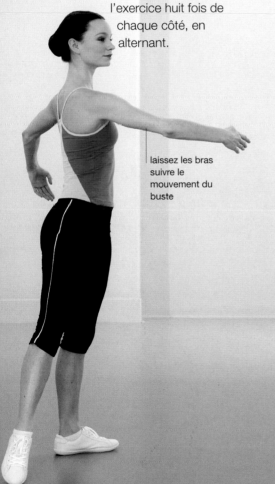

laissez les bras suivre le mouvement du buste

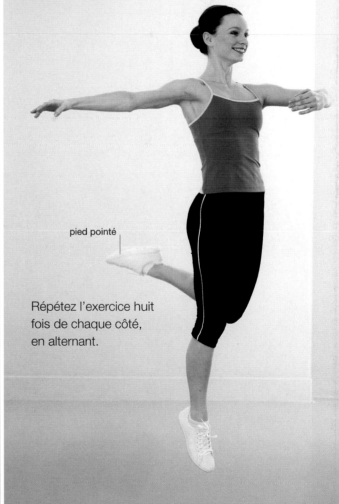

pied pointé

Répétez l'exercice huit fois de chaque côté, en alternant.

>> **Aérobic** En avant et en arrière 3 / Attitude 3

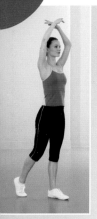

21 En avant et en arrière 3

Répétez le pas En avant et en arrière 2 (mouvement 16, voir médaillon) quatre fois de chaque côté, puis enchaînez avec trois pas en avant (droite, gauche, droite). Avancez ensuite sur la jambe gauche et faites un pas vers la droite en plaçant les bras sur les côtés. Croisez la jambe gauche derrière la jambe droite en étirant le bras gauche au-dessus de la tête et en décrivant un cercle avec le bras droit vers le bas. Faites maintenant un pas sur le côté gauche pour reprendre l'étirement de l'autre côté. Pour finir, faites trois pas en arrière (gauche, droite, gauche) et reprenez tout l'exercice.

— ventre rentré

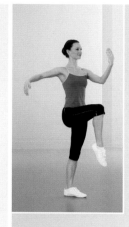

22 Attitude 3

Reprenez l'Attitude 2 (mouvement 17, voir médaillon) huit fois de chaque côté, puis poursuivez les mouvements des bras et des jambes en sautant. Répétez l'exercice huit fois de chaque côté, en alternant.

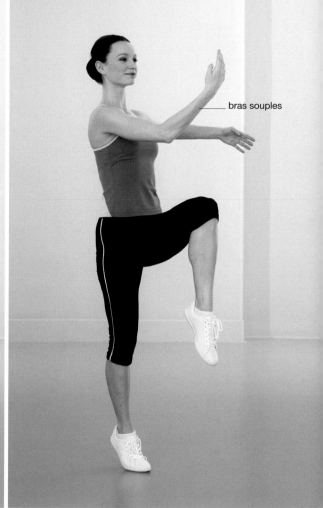

— bras souples

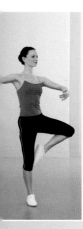

23 **Retiré 3** Reprenez le pas Retiré 2 (mouvement 18, voir médaillon) huit fois de chaque côté, puis poursuivez les mouvements des bras et des jambes en sautant. Répétez l'exercice huit fois de chaque côté, en alternant.

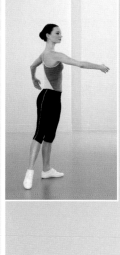

24 **Chassé** Répétez le pas Frappé 2 (mouvement 19, voir médaillon) huit fois de chaque côté, puis faites un pas avec la jambe droite, pliez le genou et sautez sur le côté, en reposant le pied gauche à la place du pied droit et en tournant le buste et les bras vers la droite. Recommencez de l'autre côté, puis répétez l'exercice quatre fois de chaque côté, en alternant.

Reprenez maintenant tous les pas de niveau 3, puis recommencez-les dans l'ordre inverse. Vous avez atteint le sommet de votre courbe d'aérobic. Pour finir, exécutez tout l'enchaînement dans l'ordre inverse, en commençant par le mouvement 24 jusqu'au mouvement 5 et en divisant par deux le nombre de répétitions de chaque mouvement pour ramener peu à peu votre rythme cardiaque au repos.

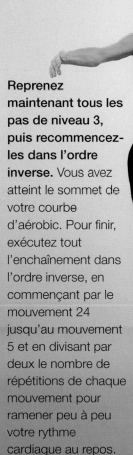

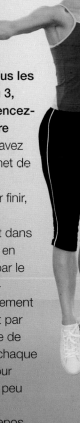

déroulez le pied en le posant au sol

talons collés

>> Renforcement musculaire et étirement
Abdos / Étirement de la colonne vertébrale

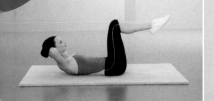

25 **Abdos** Couchez-vous sur le dos, mains derrière la nuque. Pliez les genoux vers la poitrine, en faisant un angle droit avec le sol (90°). Inspirez, puis expirez en rentrant le nombril dans la colonne vertébrale et en relevant doucement la tête (voir médaillon). Inspirez et reposez la tête au sol. Répétez ce mouvement huit fois. Ensuite, reprenez le mouvement mais cette fois, lorsque vous expirez, exercez une torsion du haut du buste vers la droite, le coude gauche vers votre genou droit, et tendez la jambe gauche en l'air. Inspirez, puis reposez la tête au sol et replacez la jambe, pour recommencer de l'autre côté. Répétez cet exercice quatre fois de chaque côté, en alternant.

26 **Étirement de la colonne vertébrale** Reposez la tête et attrapez vos genoux contre la poitrine, en étirant le bas du dos et les articulations des hanches. Ensuite, faites rouler les jambes pliées vers la droite tout en étirant les bras sur les côtés et en tournant la tête vers la gauche. Relâchez en vous étirant avant de revenir au centre, puis recommencez de l'autre côté.

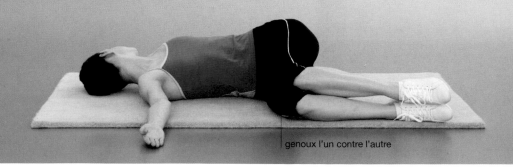

genoux l'un contre l'autre

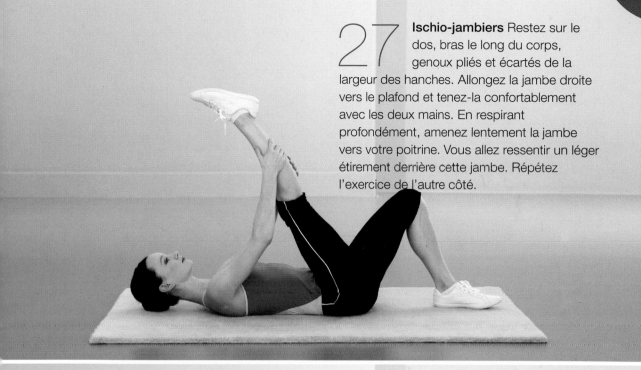

27 **Ischio-jambiers** Restez sur le dos, bras le long du corps, genoux pliés et écartés de la largeur des hanches. Allongez la jambe droite vers le plafond et tenez-la confortablement avec les deux mains. En respirant profondément, amenez lentement la jambe vers votre poitrine. Vous allez ressentir un léger étirement derrière cette jambe. Répétez l'exercice de l'autre côté.

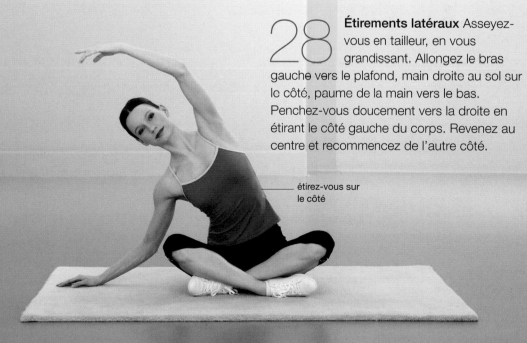

28 **Étirements latéraux** Asseyez-vous en tailleur, en vous grandissant. Allongez le bras gauche vers le plafond, main droite au sol sur le côté, paume de la main vers le bas. Penchez-vous doucement vers la droite en étirant le côté gauche du corps. Revenez au centre et recommencez de l'autre côté.

—— étirez-vous sur le côté

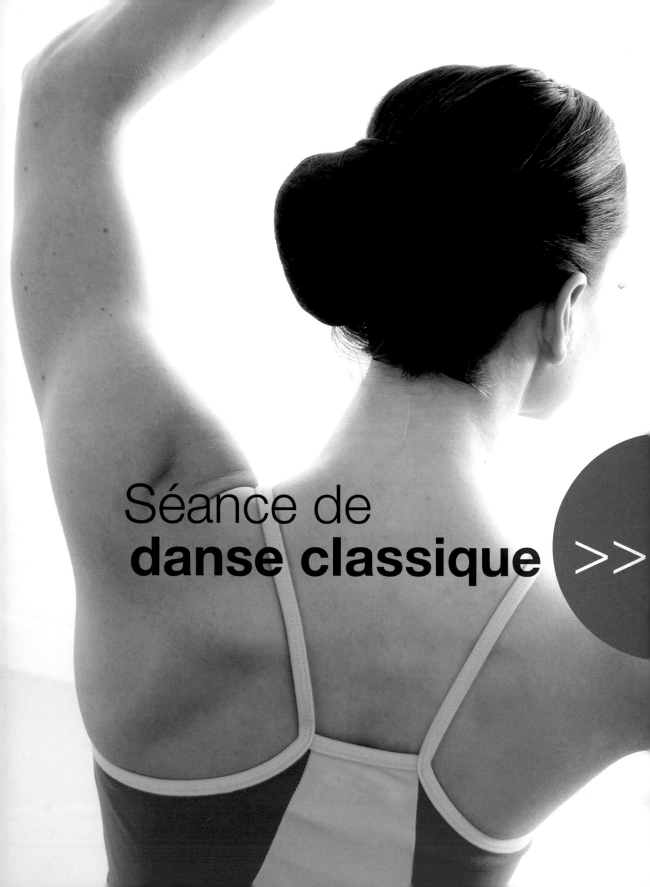

Séance de
danse classique >>

15 minutes **Bilan**

>> Foire aux questions

Le programme de danse classique combine la grâce et la beauté de la danse classique avec une endurance cardio-vasculaire de type aérobic. En apprenant à garder l'équilibre et à rendre élégants les ports de bras tout en travaillant votre renforcement musculaire et votre endurance, vous améliorez la coordination de vos mouvements, les contours de vos muscles, votre endurance cardio-vasculaire et votre souplesse.

>> Je n'ai jamais fait de danse classique. Comment faire pour rendre mes bras gracieux ?

Pour avoir de beaux bras de danseur, il faut les étirer jusqu'au bout des doigts. Essayez de penser à vous allonger dans l'espace en vous déplaçant. Faites comme si vos bras étaient plus longs d'un mètre et que vous essayiez de peindre les murs, le plafond et le sol quand vous bougez. Vos coudes doivent rester souples et levés et vous devez garder les épaules basses.

>> À quel point mes pointes de pied doivent-elles être tournées vers l'extérieur dans les pas Retiré 1, 2 et 3 ?

La plupart des danseurs travaillent leur en-dehors pendant des années, souvent en le forçant, ce qui peut avoir de graves conséquences sur les genoux. Il faut tourner les jambes à partir de l'articulation de la hanche. Essayez de tourner les deux jambes de manière égale en gardant une position confortable. Le plus important n'est pas de combien vous pouvez tourner les jambes, mais que la hanche, le genou et le pied regardent dans la même direction.

>> Pourquoi est-ce important que mes genoux et mes orteils regardent dans la même direction ?

En danse classique, l'en-dehors – qui part de la hanche et continue dans le genou et le pied – est très important, et pas seulement d'un point de vue esthétique. En gardant votre corps aligné tout en respectant votre amplitude de mouvement, vous protégez ainsi vos articulations contre l'usure. Si vous laissez les genoux rouler vers l'intérieur, vous exercez une pression inutile sur la partie interne de l'articulation du genou, et inversement, si vous laissez les pieds rouler vers l'intérieur et les genoux, vers l'extérieur, vous exercez une pression sur l'extérieur de l'articulation.

>> ## Comment agissent les pas Frappé 1, 2 et 3 sur le corps ?

Le pas Frappé 1 mobilise les articulations de la jambe et du pied et échauffe le corps par le biais des changements de côté du poids du corps. Dans le pas Frappé 2, la colonne vertébrale commence à se relâcher. En gardant les hanches immobiles et en exerçant une torsion du buste – en fait, les vertèbres dorsales –, celui-ci s'étire et se tourne. Dans le pas Frappé 3, un saut sur le côté est ajouté pour accélérer le rythme cardiaque.

>> ### Est-ce que mes talons doivent toucher le sol après chaque saut dans l'Étirement du quadriceps 3 ?

Oui, absolument. Après un saut, vous devez toujours reposer tout le pied au sol, sinon vous exerceriez trop de pression sur les muscles du mollet. Pour éviter toute blessure, il faut dérouler le pied à chaque saut.

>> ## Mes muscles abdominaux sont vraiment faibles. Que puis-je y faire ?

Les muscles abdominaux sont très importants car ils aident à supporter la colonne vertébrale et les organes internes. Chaque matin, essayez de faire quelques contractions abdominales avec les mains derrière la nuque. Le mouvement 25 page 80 en est un bon exemple. Même en ne faisant que dix abdos simples, cela vous aidera à renforcer les muscles de votre ventre et à soutenir votre colonne vertébrale et votre dos pour la journée.

>> ### Je ne suis pas sûr des mouvements des pieds sur le pas En avant et en arrière 3. Pouvez-vous expliquer comment exécuter la fente latérale ?

Ce mouvement est difficile car les pieds passent de la position parallèle lorsque vous avancez à la position ouverte – pieds tournés vers l'extérieur – lorsque vous vous étirez sur le côté. Le poids du corps reste sur la jambe de devant, tandis que vous pointez l'autre pied derrière en décrivant un arc de cercle avec les bras. Assurez-vous que les genoux sont toujours au-dessus des orteils, aussi bien en position parallèle qu'en position ouverte.

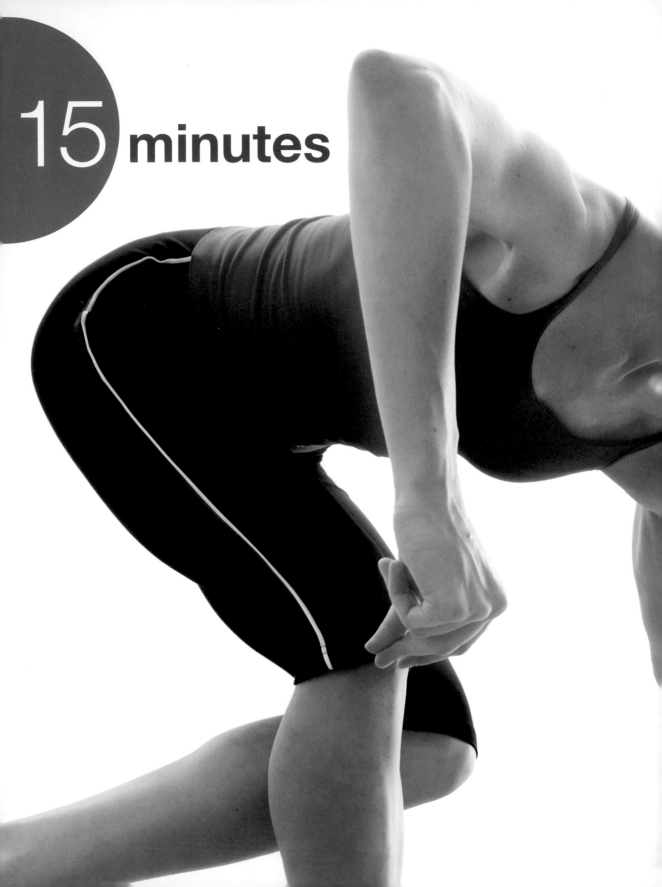

15 minutes

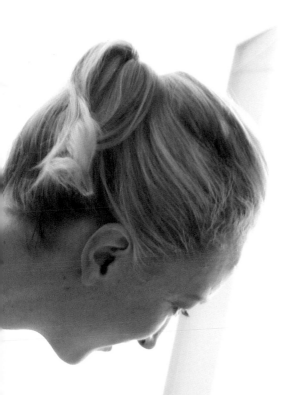

Séance de
danse jazz >>

Claquez des doigts.
Roulez les épaules.
Dansez à votre manière
pour un corps en meilleure
forme.

>> **Échauffement** Plié avec cercles des épaules / Torsion du buste

1 **Plié avec cercles des épaules** Démarrez pieds parallèles et écartés de la largeur des hanches. Pliez les jambes. En les tendant, commencez un cercle vers l'avant avec l'épaule droite. Lorsque vous pliez de nouveau les jambes, le cercle de l'épaule doit être achevé. Répétez ce mouvement avec l'épaule gauche. Reprenez ensuite cet exercice quatre fois de chaque côté en alternant, puis de nouveau quatre fois mais en décrivant des cercles vers l'arrière.

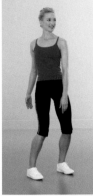

2 **Torsion du buste** Restez en position, jambes pliées. En les tendant, tournez le buste vers la droite, en gardant les hanches de face (voir médaillon). Lorsque vous pliez de nouveau les jambes, ramenez les épaules au centre et recommencez de l'autre côté. Répétez ce mouvement huit fois de chaque côté, en alternant.

isolez l'épaule —

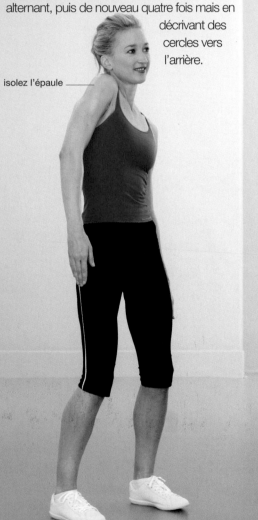

les hanches restent immobiles tandis que le buste se tourne

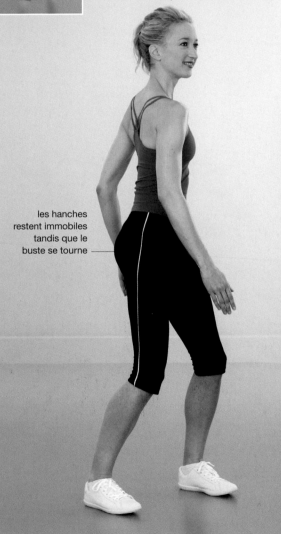

>> **Échauffement** Isolation latérale des hanches / Isolation de la tête

3 **Isolation latérale des hanches** Gardez vos bras souples le long du corps et pliez légèrement les genoux. Levez la hanche droite de côté et laissez la hanche gauche s'enfoncer dans le sol. Ramenez les hanches au centre et recommencez de l'autre côté (voir médaillon). Reprenez ce mouvement huit fois de chaque côté, en alternant.

4 **Isolation de la tête** Tendez les jambes et allongez-vous en cherchant à toucher le plafond avec la tête. Regardez par-dessus votre épaule droite. Ramenez la tête au centre, puis regardez par-dessus votre épaule gauche (voir médaillon). Répétez ce mouvement quatre fois de chaque côté.

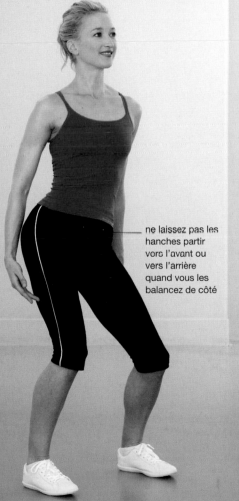

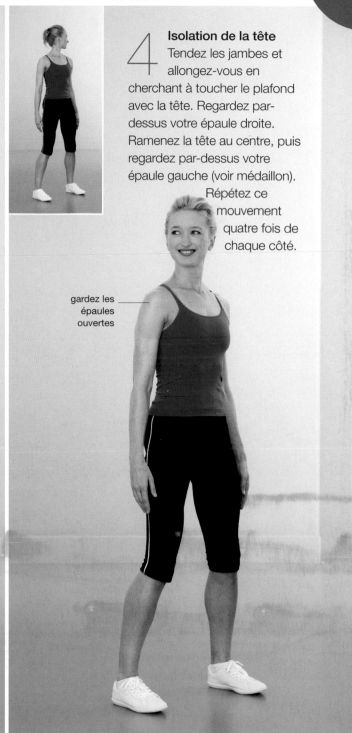

gardez les épaules ouvertes

ne laissez pas les hanches partir vers l'avant ou vers l'arrière quand vous les balancez de côté

5 **Changement de pied 1**
Rassemblez les pieds et posez les mains sur les hanches. Croisez la jambe gauche derrière la jambe droite, en ramenant l'épaule gauche légèrement en avant. Transférez le poids du corps sur la jambe gauche de manière à soulever le pied droit et à le reposer.

6 Ramenez la jambe gauche au centre et recommencez de l'autre côté. Rentrez le nombril vers la colonne vertébrale et allongez le dos. Recommencez les mouvements 5 et 6 quatre fois de chaque côté.

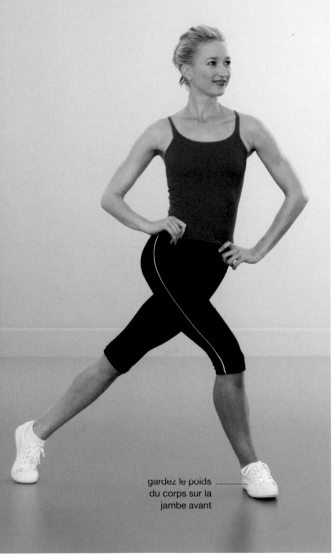

gardez le poids du corps sur la jambe avant

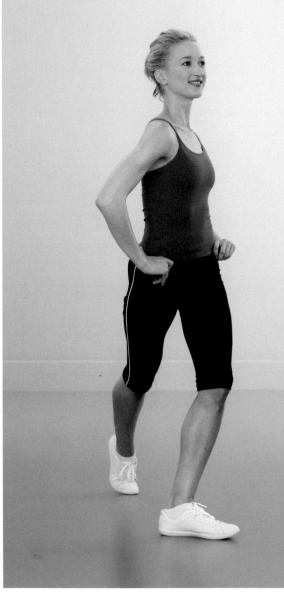

7 **Croisé *touch* 1** En gardant les mains sur les hanches, croisez le pied gauche devant le pied droit et placez le poids du corps dessus.

8 Tendez la jambe droite sur le côté et faites un *touch* avec les orteils tout en avançant légèrement l'épaule droite. Reprenez les mouvements 7 et 8 de l'autre côté, puis recommencez une fois de chaque côté en vous déplaçant vers l'avant. Répétez ensuite le mouvement deux fois de chaque côté en vous déplaçant vers l'arrière, puis encore deux fois vers l'avant et deux fois vers l'arrière, soit huit fois de chaque côté en tout.

les hanches restent immobiles pendant que les pieds bougent

>> **Aérobic** *Box step* 1

9 ***Box step* 1** Gardez les mains sur les hanches et rassemblez les pieds. Faites un pas avec la jambe droite, légèrement vers la droite.

10 Faites ensuite un pas avec la jambe gauche, légèrement vers la gauche, puis un pas en arrière avec la jambe droite, ce qui la ramène en position initiale. Finissez le mouvement en ramenant le pied gauche à côté du pied droit. Répétez les mouvements 9 et 10 huit fois. Lorsque vous avez compris le mouvement, essayez d'amener l'épaule opposée légèrement en avant tout en bougeant la jambe.

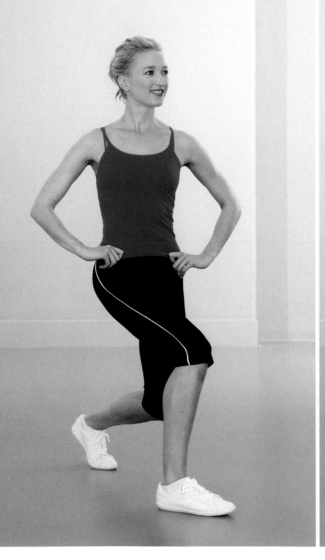

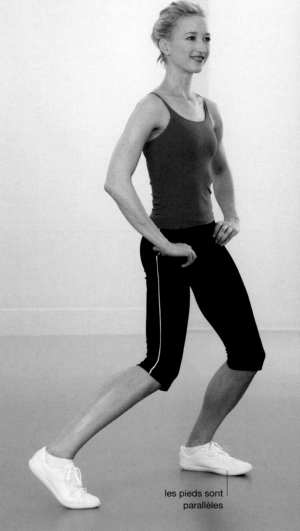

les pieds sont parallèles

11 **Pas de bourrée 1** Relâchez les bras le long du corps et faites un petit pas sur le côté avec la jambe droite. Soulevez le pied gauche, croisez-le derrière le pied droit et placez le poids du corps dessus.

12 Soulevez le pied droit et faites encore un petit pas vers la droite. Soulevez le talon gauche en laissant les orteils au sol et claquez des doigts avec la main droite à côté de la hanche. Recommencez à gauche, en commençant avec le pied gauche. Reprenez les mouvements 11 et 12 quatre fois de chaque côté.

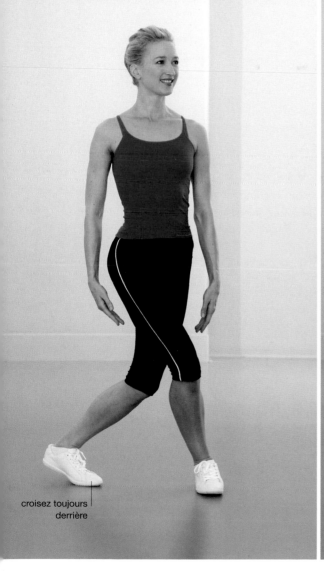

croisez toujours derrière

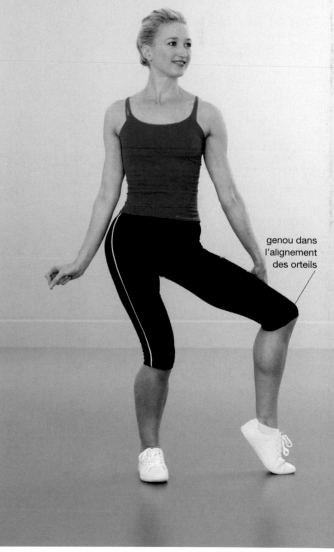

genou dans l'alignement des orteils

>> **Aérobic** Marcher *touch* 1

13 **Marcher *touch* 1** Placez les mains sur les hanches, pieds rassemblés. Tendez la jambe droite sur le côté tout en pliant la gauche, faites un *touch* avec les orteils droits, puis ramenez la jambe droite au centre en tendant la gauche.

14 Tendez maintenant la jambe gauche pour un *touch* de ce côté. Essayez d'avancer l'épaule gauche, en laissant l'épaule droite reculer. Reprenez les mouvements 13 et 14 huit fois de chaque côté.

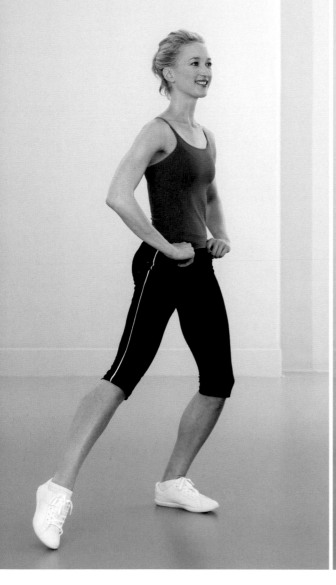

pointez le pied

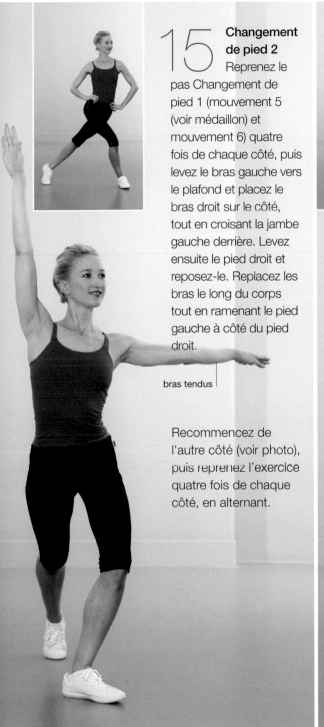

15 Changement de pied 2

Reprenez le pas Changement de pied 1 (mouvement 5 (voir médaillon) et mouvement 6) quatre fois de chaque côté, puis levez le bras gauche vers le plafond et placez le bras droit sur le côté, tout en croisant la jambe gauche derrière. Levez ensuite le pied droit et reposez-le. Replacez les bras le long du corps tout en ramenant le pied gauche à côté du pied droit.

bras tendus |

Recommencez de l'autre côté (voir photo), puis reprenez l'exercice quatre fois de chaque côté, en alternant.

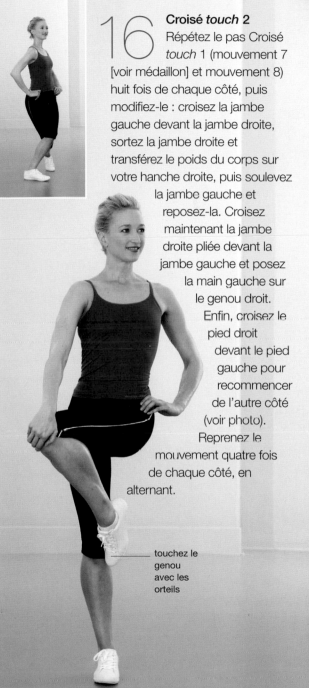

16 Croisé *touch* 2

Répétez le pas Croisé *touch* 1 (mouvement 7 [voir médaillon] et mouvement 8) huit fois de chaque côté, puis modifiez-le : croisez la jambe gauche devant la jambe droite, sortez la jambe droite et transférez le poids du corps sur votre hanche droite, puis soulevez la jambe gauche et reposez-la. Croisez maintenant la jambe droite pliée devant la jambe gauche et posez la main gauche sur le genou droit. Enfin, croisez le pied droit devant le pied gauche pour recommencer de l'autre côté (voir photo). Reprenez le mouvement quatre fois de chaque côté, en alternant.

touchez le genou avec les orteils

>> **Aérobic** *Box step* 2 / Pas de bourrée 2

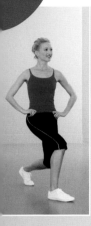

17 **Box step 2** Répétez le pas Box step 1 (mouvement 9 (voir médaillon) et mouvement 10) huit fois, puis avancez le bras et l'épaule gauches en fléchissant les mains, paumes vers l'extérieur, en faisant un pas en avant, légèrement de côté, avec la jambe droite. Avancez maintenant le bras et l'épaule droits en faisant un pas en avant, légèrement de côté, avec la jambe gauche (voir photo). Faites ensuite un pas en arrière avec la jambe droite, puis avec la jambe gauche, en avançant le bras et l'épaule opposés à la jambe. Reprenez ce mouvement huit fois.

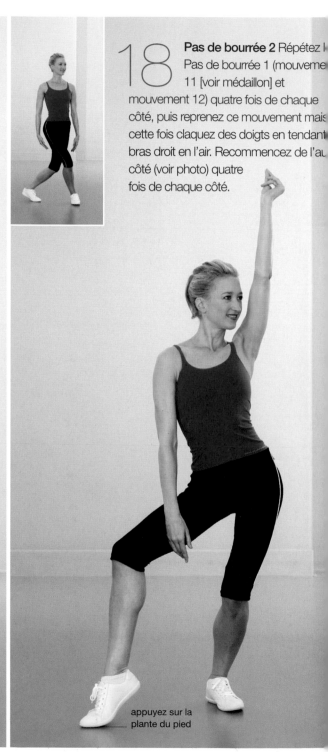

18 **Pas de bourrée 2** Répétez l Pas de bourrée 1 (mouveme 11 [voir médaillon] et mouvement 12) quatre fois de chaque côté, puis reprenez ce mouvement mais cette fois claquez des doigts en tendant bras droit en l'air. Recommencez de l'au côté (voir photo) quatre fois de chaque côté.

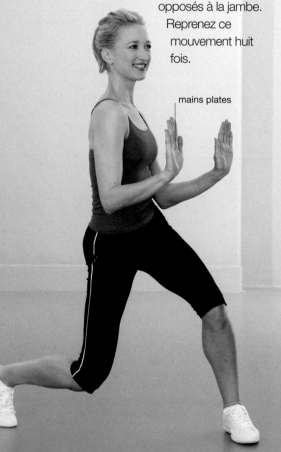

mains plates

appuyez sur la
plante du pied

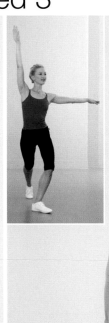

19 Marcher *touch* 2

Reprenez le pas Marcher *touch* 1 (mouvement 13 [voir médaillon] et mouvement 14) huit fois de chaque côté, puis ajoutez les bras : placez-les le long du corps et claquez des doigts en avançant l'épaule droite sur le *touch* du pied droit. Replacez les épaules pour vous préparer à recommencer de l'autre côté (voir photo). Reprenez le mouvement huit fois de chaque côté.

20 Changement de pied 3

Reprenez le pas Changement de pied 2 (mouvement 15, voir médaillon) quatre fois de chaque côté. Puis répétez-le en ajoutant sur le dernier temps un saut pieds joints, les bras le long du corps. Reprenez ce pas quatre fois de chaque côté.

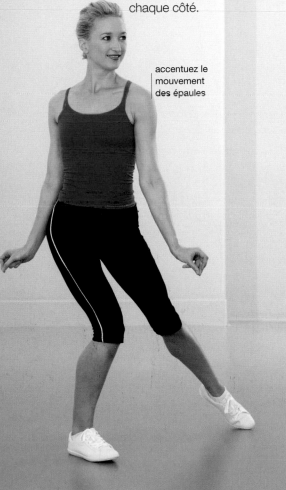

accentuez le mouvement des épaules

jambes serrées

pointez les orteils

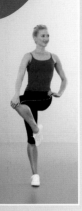

21 **Croisé *touch* 3** Répétez le pas Croisé *touch* 2 (mouvement 16, voir médaillon) quatre fois de chaque côté. Puis continuez ce mouvement en sautant sur le dernier temps, quand vous touchez avec la main opposée le genou plié ; tendez les bras sur les côtés au préalable. Reprenez ce pas quatre fois de chaque côté.

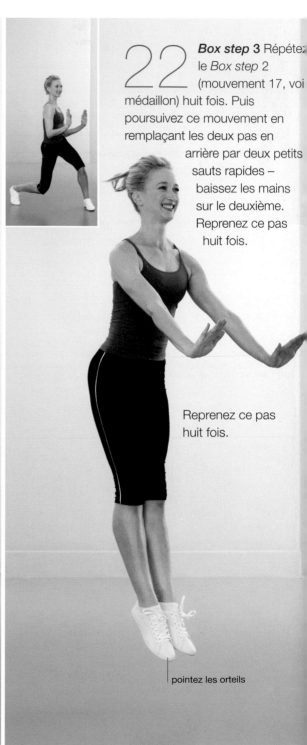

22 **Box step 3** Répétez le *Box step* 2 (mouvement 17, voir médaillon) huit fois. Puis poursuivez ce mouvement en remplaçant les deux pas en arrière par deux petits sauts rapides – baissez les mains sur le deuxième. Reprenez ce pas huit fois.

Reprenez ce pas huit fois.

pointez les orteils

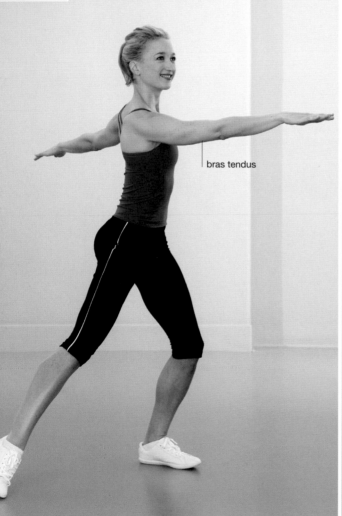

bras tendus

>> **Aérobic** Pas de bourrée 3 / Marcher *touch* 3

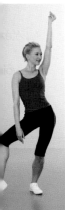

23 Pas de bourrée 3

Reprenez le Pas de bourrée 2 (mouvement 18, voir médaillon) quatre fois de chaque côté. Puis répétez mais en changeant les deux derniers mouvements : sautez pour décroiser les jambes, bras tendus au plafond, puis baissez les bras et descendez en *inch* : décollez les talons du sol, fléchissez les genoux et contractez les fesses et les abdos. Reprenez ce pas quatre fois de chaque côté.

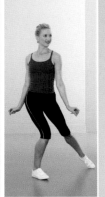

24 Marcher *touch* 3

Reprenez le pas Marcher *touch* 2 (mouvement 19, voir médaillon) huit fois de chaque côté. Puis répétez-le, mais en sautant. Reprenez ce pas huit fois de chaque côté.

Reprenez maintenant tous les pas de niveau 3, puis recommencez-les dans l'ordre inverse. Vous avez atteint le sommet de votre courbe d'aérobic. Pour finir, exécutez tout l'enchaînement dans l'ordre inverse, en commençant par le mouvement 24 jusqu'au mouvement 5 et en divisant par deux le nombre de répétitions de chaque mouvement pour ramener peu à peu votre rythme cardiaque au repos.

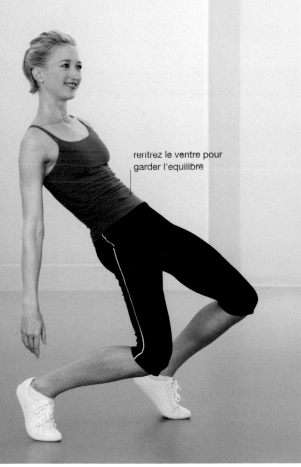

rentrez le ventre pour garder l'équilibre

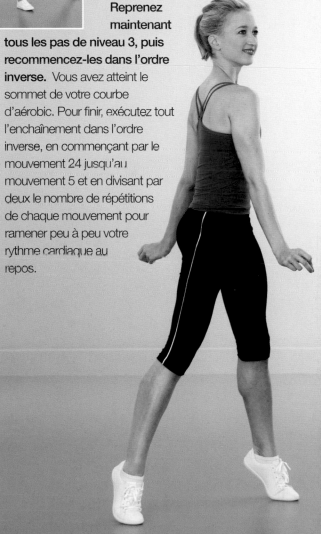

>> Renforcement musculaire et étirements Abdos / Étirement du quadriceps

25 **Abdos** Couchez-vous sur le dos, mains derrière la nuque, genoux pliés et écartés de la largeur des hanches. Inspirez pour vous préparer, puis expirez en relevant la tête à l'aide de vos muscles abdominaux. Restez ainsi pendant deux comptes, puis relâchez pendant deux comptes. Répétez ce mouvement quatre fois, puis reprenez-le huit fois mais plus vite : en relevant la tête sur un compte et en la reposant sur un compte. Utilisez toujours vos muscles abdominaux et vos bras pour relever la tête.

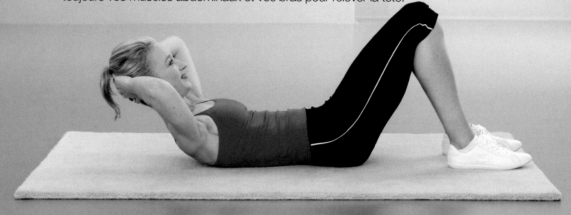

26 **Étirement du quadriceps** Couchez-vous sur le côté droit, les genoux pliés devant vous à angle droit et la tête posée sur le bras droit tendu. Relâchez la tête tout en posant la main gauche sur le pied gauche. Gardez la jambe gauche parallèle au sol et étirez doucement le pied derrière vous. Gardez le dos allongé tandis que vous étirez l'avant de la cuisse.

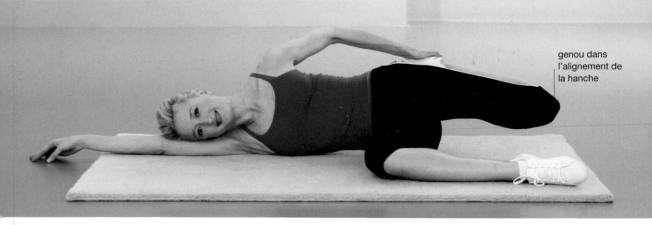

genou dans
l'alignement de
la hanche

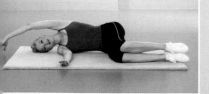

27 **Assouplissement de la colonne** Ramenez la jambe gauche sur la jambe droite et étirez les deux bras du côté droit. Décrivez un cercle avec le bras gauche au-dessus de la tête, en essayant de garder les genoux l'un contre l'autre et les hanches au même niveau (voir médaillon). Tournez ensuite la tête en suivant le bras gauche et relâchez le corps, en étirant les deux bras de chaque côté à l'horizontale. Roulez ensuite sur le côté gauche et répétez les mouvements 26 et 27.

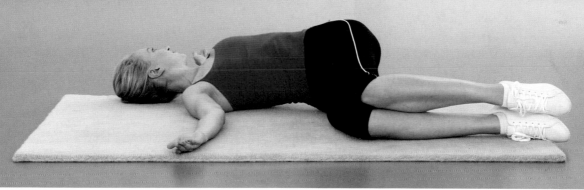

28 **Ischio-jambiers** Couchez-vous sur le dos, les bras le long du corps, les pieds posés à plat, les jambes pliées et écartées de la largeur des hanches. Tendez la jambe droite vers le plafond et tenez-la confortablement avec les deux mains. En respirant profondément, rapprochez doucement la jambe de votre poitrine. Vous allez ressentir un léger étirement à l'arrière de la jambe tendue. Recommencez ensuite de l'autre côté.

étirez l'arrière de la cuisse

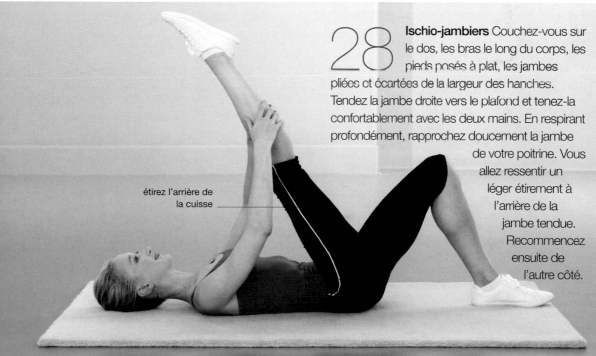

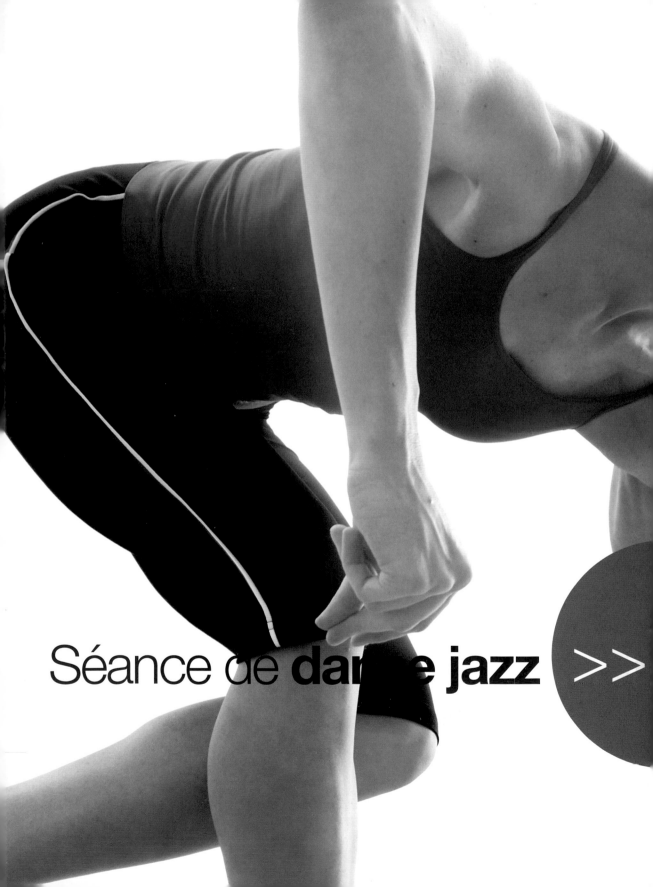

Séance de **danse jazz** >>

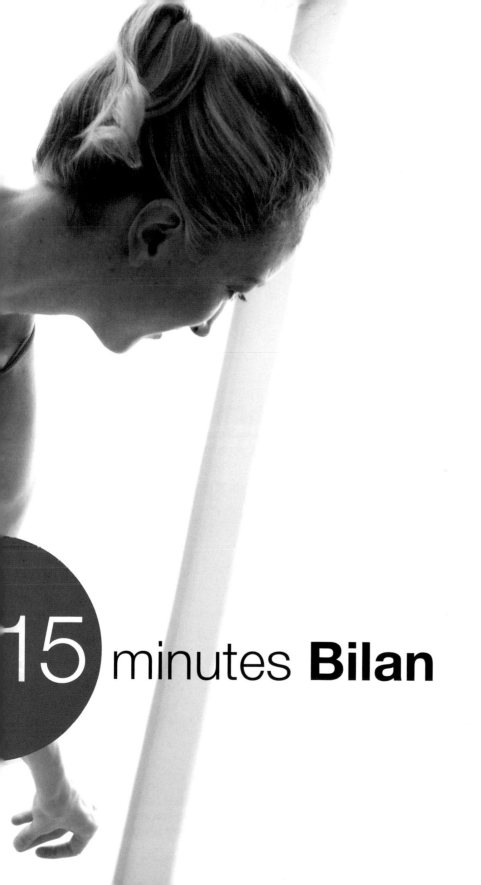

15 minutes **Bilan**

>> Foire aux questions

Le programme de danse jazz renforce le cœur et les poumons tout en accentuant les mouvements des mains, des épaules et des hanches. Prenez soin de marquer tous les accents et de respecter le style des mouvements à mesure qu'ils se compliquent. Imaginez que vous êtes Liza Minelli dans le film *Cabaret*. Si vous ne vous sentez pas très jazzy, voici quelques conseils qui vous aideront à claquer des doigts.

>> Que fait travailler le Pas de bourrée ?

Il s'agit d'un exercice de coordination. Le fait de devoir bouger en même temps les pieds, les bras et les épaules tout en claquant des doigts vous entraîne à coordonner les mouvements des membres, ce qui est un très bon exercice pour le cerveau. De plus, ces gestes ajoutent de l'intensité au pas, tout en accélérant le rythme cardiaque et en échauffant le corps. Prenez soin de vous déplacer le plus loin possible sur les côtés quand vous exécutez ce pas pour faire plus travailler vos jambes, votre cœur et vos poumons.

>> J'ai du mal à rester en rythme avec la musique sur le Croisé *touch* 1. Pouvez-vous me donner des conseils ?

Oui. Essayez, essayez et essayez encore ! Commencez par exécuter ce mouvement seul, lentement, puis essayez plusieurs fois en accélérant le rythme. Lorsque vous vous sentez prêt, reprenez les mouvements en musique. Si vous décomposez le pas comme cela, vous parviendrez à suivre le rythme de la musique en un rien de temps.

>> J'arrive à faire le programme, mais pas les sauts. Est-ce normal ou plutôt inquiétant ?

C'est bien. Chacun commence à un niveau différent. Certaines personnes ont déjà dansé, d'autres font du jogging sans avoir essayé la danse, d'autres encore s'essayent avec ce programme au sport pour la première fois. L'important est de ne pas vous juger lorsque vous apprenez quelque chose de nouveau. Commencez toujours avec l'esprit ouvert, la volonté d'apprendre et le désir de vous faire plaisir.

>> **Les bras sont difficiles sur le Changement de pied 2 et 3. Est-ce que je peux me contenter de garder les mains sur les hanches ?**

Oui, mais dans ce cas vos bras perdent l'opportunité de se renforcer tout en s'étirant. Continuez à essayer les pas avec les bras, en les allongeant d'un geste précis au rythme de la musique. Pensez à vous faire plaisir plutôt qu'au degré de perfection du mouvement et, avec la pratique, vous constaterez que votre coordination s'améliore. Et n'ayez pas peur de passer au niveau supérieur !

>> **Comment puis-je contrôler la descente en *inch* sur le Pas de bourrée 3 ?**

D'abord, pensez que tous les mouvements de votre corps partent du centre : les muscles abdominaux contrôlent tous les mouvements vers l'extérieur. Rentrez le ventre lorsque vous montez sur demi-pointes et que les bras montent vers le plafond. Ensuite, lorsque les bras redescendent vers le sol, les genoux pliés et les talons décollés du sol, rentrez les abdos pour contrôler votre équilibre. Essayez de descendre vers le sol en pliant peu les genoux au début. Lorsque vous gagnerez en confiance, vous pourrez les plier plus.

>> **L'arrière de mes jambes est très raide. Est-ce qu'il y a un moyen d'améliorer cela ?**

Faire des étirements régulièrement vous permettra de diminuer la raideur derrière les cuisses, qui vient des muscles ischio-jambiers. Si vous le pouvez, étirez vos jambes tous les jours, même quelques minutes seulement. Étirez-vous doucement, en détendant les muscles après l'étirement. Si vous vous étirez quelques minutes par jour, vous en constaterez les résultats très vite.

>> **J'ai des problèmes de coordination des bras et des jambes sur le pas *Box step* 2.**

Ce pas est complexe et rapide, alors n'hésitez pas à le décomposer et à l'exécuter lentement. Au début, essayez de faire deux pas en avant en amenant la main opposée devant, puis deux pas en arrière en amenant la main opposée derrière. Quand vous maîtrisez ce mouvement, ajoutez les bras, puis pliez plus les genoux en avançant. Enfin, lorsque le mouvement vous paraît plus naturel, essayez-le en rythme avec la musique.

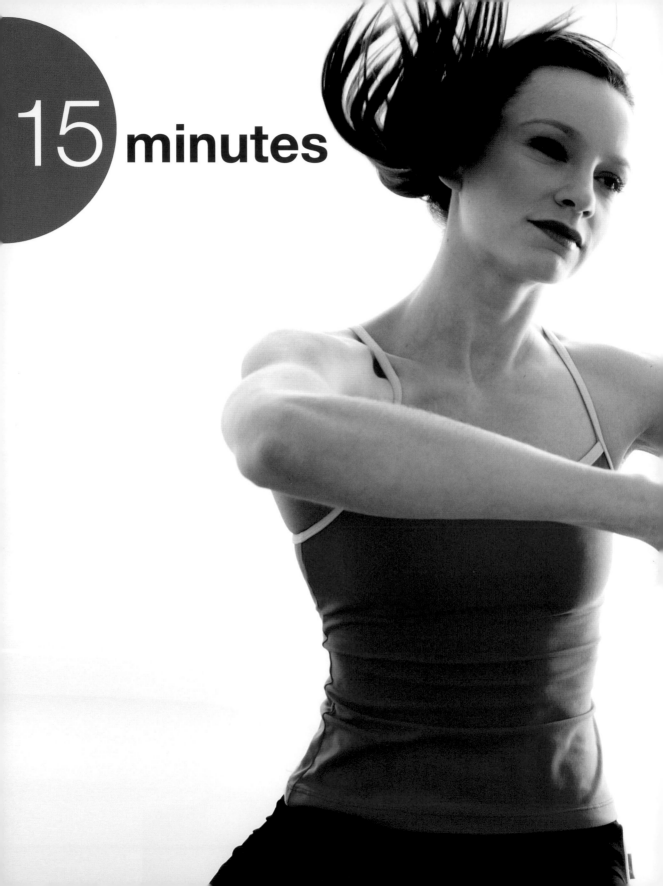

15 minutes

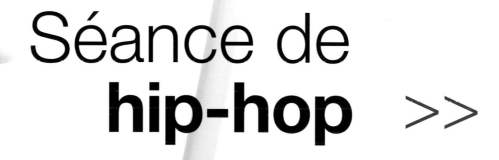

Puissant. Ancré dans le sol. Précis. *Funky*. Apprenez à danser avec style.

Séance de
hip-hop >>

>> **Échauffement** Haussements d'épaules /
Cercles avec les épaules

1 **Haussements d'épaules** Écartez les jambes de la largeur des hanches, pieds parallèles entre eux, puis pliez les genoux dans l'alignement des orteils. En tendant les jambes, pointez le pied droit et frappez le sol tout en soulevant les épaules vers les oreilles. Reposez le pied et pliez à nouveau les genoux pour recommencer de l'autre côté (voir photo). Reprenez le mouvement huit fois de chaque côté, en alternant.

2 **Cercles avec les épaules** Continuez à plier les genoux et à frapper la pointe du pied au sol, mais en ajoutant maintenant un cercle des épaules vers l'avant à chaque frappé. Recommencez huit fois vers l'avant, puis huit fois vers l'arrière.

soulevez les épaules vers les oreilles

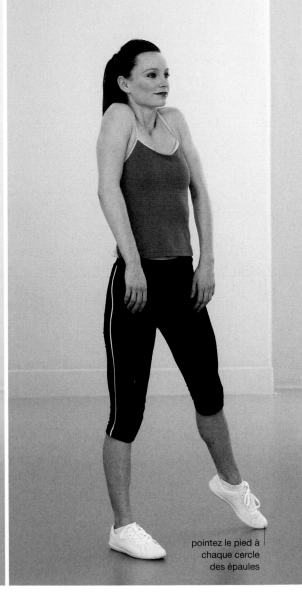

pointez le pied à chaque cercle des épaules

>> **Échauffement** Étirements latéraux /
Isolation de la tête

3 **Étirements latéraux** Gardez les jambes écartées de la largeur des hanches, les pieds parallèles entre eux. En commençant par le sommet de la tête, penchez lentement le buste vers la droite. Laissez la main gauche remonter le long de vos côtes, tandis que la main droite descend vers le genou. Revenez au centre et recommencez de l'autre côté, puis reprenez le mouvement deux fois de chaque côté.

4 **Isolation de la tête** Tendez les jambes et allongez-vous, en cherchant à toucher le plafond avec la tête. Regardez par-dessus votre épaule droite. Ramenez la tête au centre, puis regardez par-dessus votre épaule gauche. Répétez ce mouvement quatre fois de chaque côté.

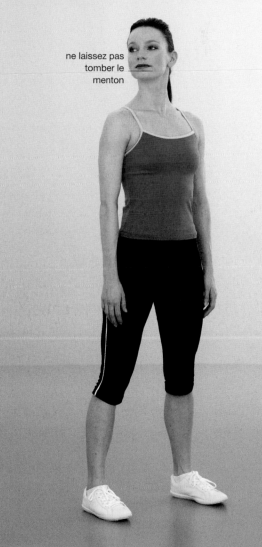

ne laissez pas tomber le menton

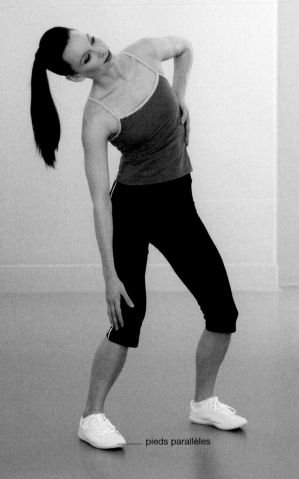

pieds parallèles

>> **Aérobic** *Box step* 1

5   **Box step 1** Placez les mains sur les hanches et rassemblez les pieds. Faites un pas avec la jambe droite, légèrement vers la droite.

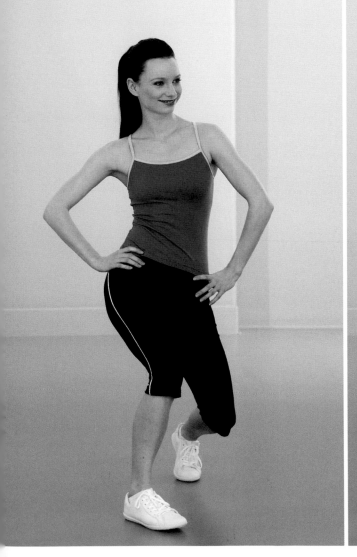

6   Faites ensuite un pas avec la jambe gauche, légèrement vers la gauche, puis un pas en arrière avec la jambe droite, ce qui la ramène en position initiale. Finissez le mouvement en ramenant le pied gauche à côté du pied droit. Répétez les mouvements 5 et 6 huit fois.

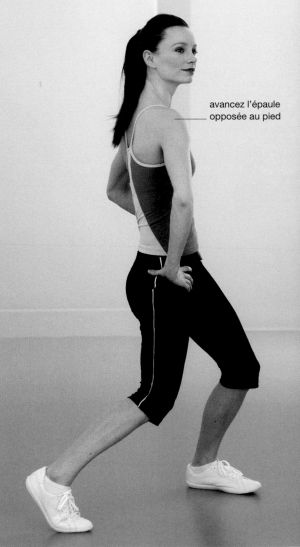

avancez l'épaule opposée au pied

7 **Étirement du quadriceps 1** Tenez-vous sur la jambe droite, les mains toujours sur les hanches. Pliez le genou gauche légèrement derrière vous en allongeant le pied gauche vers les fesses. Rentrez le nombril vers la colonne vertébrale pour garder le dos allongé.

8 Reposez le pied gauche de manière à avoir les jambes écartées de la largeur des hanches et les genoux souples. Recommencez de l'autre côté. Reprenez ensuite les mouvements 7 et 8 huit fois de chaque côté.

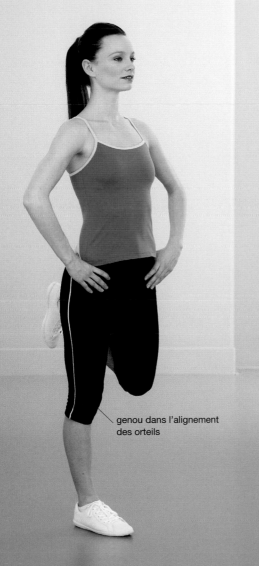

genou dans l'alignement des orteils

gardez les hanches au même niveau

>> **Aérobic** *Pas de bourrée* 1

9 ***Pas de bourrée* 1** Relâchez les bras le long du corps, mains près des hanches. Faites un petit pas légèrement de côté avec le pied droit.

10 Croisez le pied gauche derrière le pied droit, puis faites de nouveau un petit pas vers la droite. Soulevez ensuite le pied gauche pour frapper les orteils au sol, à côté du pied droit. Reprenez à gauche, en commençant par un petit pas légèrement de côté avec le pied gauche. Répétez les mouvements 9 et 10 quatre fois de chaque côté.

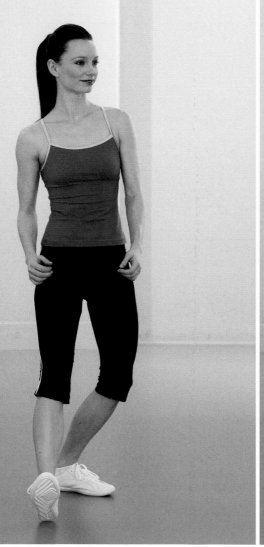

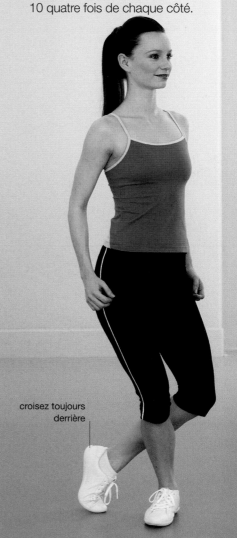

croisez toujours derrière

11 **En avant et en arrière 1** Les bras toujours relâchés le long du corps, faites trois pas en avant en commençant avec le pied droit, puis venez frapper les orteils du pied gauche à côté du pied droit – *touch*.

12 Ensuite, faites trois pas en arrière, puis *touch* du pied droit à côté du pied gauche. Gardez les épaules ouvertes et la tête allongée vers le plafond. Reprenez les mouvements 11 et 12 quatre fois de chaque côté.

gardez les bras détendus

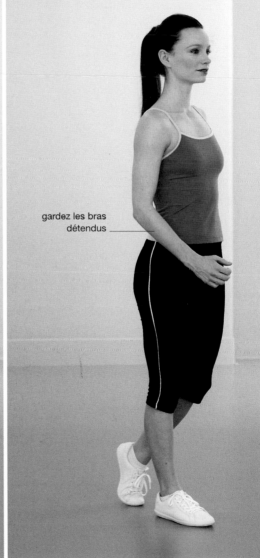

gardez les pieds parallèles

marchez sur le talon, la voûte plantaire, les orteils

13 *Heel dig* 1 Prenez appui sur la jambe droite et croisez la jambe gauche tendue devant, talon au sol.

14 Reposez le pied gauche, en écartant les jambes de la largeur des hanches, puis recommencez de l'autre côté. Reprenez les mouvements 13 et 14 huit fois de chaque côté.

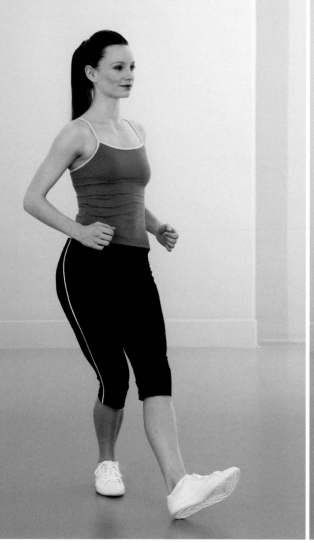

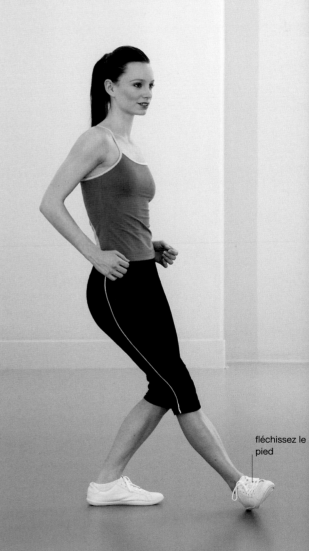

fléchissez le pied

>> **Aérobic** *Box step 2* / Étirement du quadriceps 2

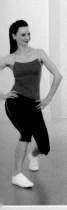

15 **Box step 2** Reprenez le pas *Box step* 1 (mouvement 5 [voir médaillon] et mouvement 6) huit fois. Puis ajoutez les bras : pliez les coudes face au sol, et avancez l'épaule opposée à la jambe ; ramenez les coudes le long du corps sur les deux pas en arrière. Reprenez ce mouvement huit fois.

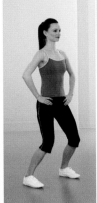

16 **Étirement du quadriceps 2** Répétez l'Étirement du quadriceps 1 (mouvement 7 [voir médaillon] et mouvement 8) huit fois de chaque côté, puis ajoutez les bras : montez le coude gauche devant vous et le coude droit sur le côté, puis inversez (voir photo). Reprenez ce mouvement huit fois de chaque côté.

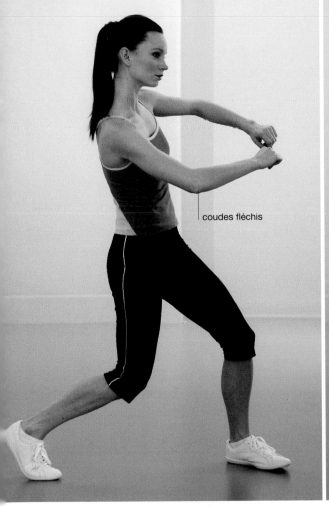

coudes fléchis

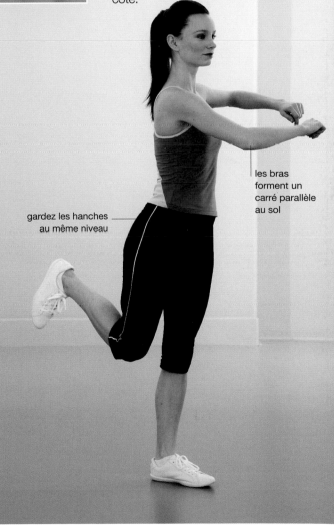

les bras forment un carré parallèle au sol

gardez les hanches au même niveau

>> **Aérobic** Pas de bourrée 2 / En avant et en arrière 2

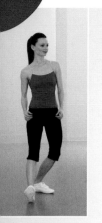

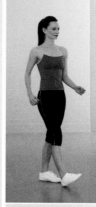

17 **Pas de bourré 2** Répétez le Pas de bourrée 1 (mouvement 9 [voir médaillon] et mouvement 10) quatre fois de chaque côté, puis modifiez le dernier mouvement : au lieu de ramener le pied gauche en frappant les orteils au sol, fléchissez-le et pointez le talon dans le sol jambe tendue, en même temps que vous soulevez les épaules et laissez les hanches basculer vers l'avant. Recommencez de l'autre côté (voir photo), puis reprenez tout le mouvement trois fois de chaque côté, en alternant.

18 **En avant et en arrière 2** Répétez le pas En avant et en arrière 1 (mouvement 11 [voir médaillon] et mouvement 12) quatre fois dans chaque direction. Puis reprenez en effectuant des foulées – déroulez le pied et gardez les genoux souples. Recommencez encore trois fois.

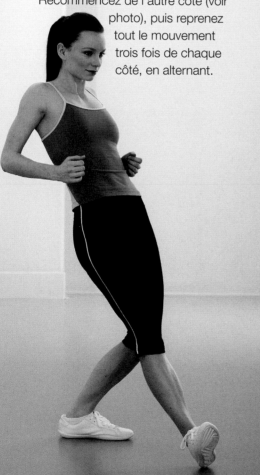

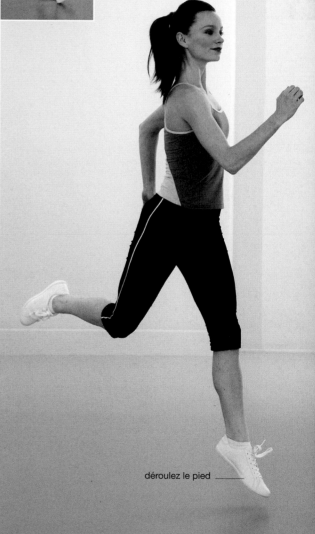

déroulez le pied _____

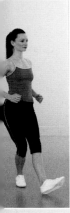

19 ***Heel dig* 2** Répétez le pas *Heel dig* 1 (mouvement 13 [voir médaillon] et mouvement 14) huit fois de chaque côté, puis ajoutez les bras : croisez-les au niveau de la poitrine et ouvrez-les, coudes fléchis en arrière. Répétez ce mouvement huit fois de chaque côté, en alternant.

20 ***Box step* 3** Répétez le pas *Box step* 2 (mouvement 15, voir médaillon) huit fois de chaque côté, puis poursuivez en remplaçant les deux pas en arrière par deux petits sauts rapides – tendez les bras devant vous et ramenez-les le long du corps. Reprenez ce mouvement huit fois.

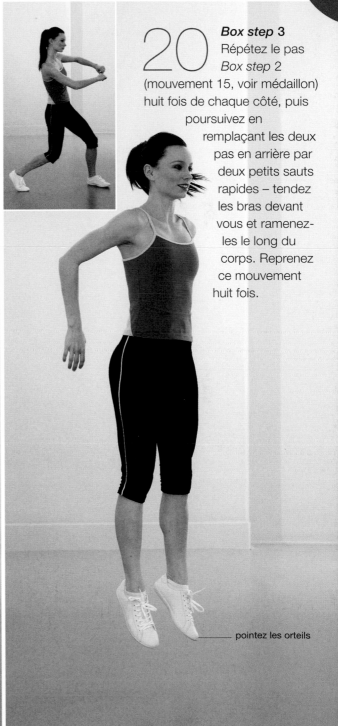

pointez les orteils

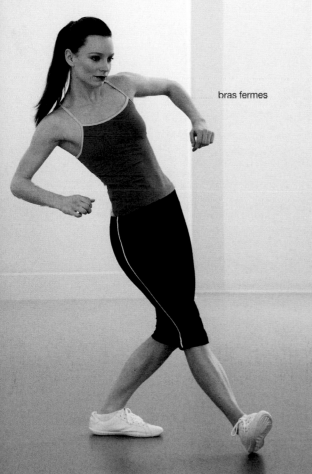

bras fermes

>> **Aérobic** Étirement du quadriceps 3 / *Pas de bourrée 3*

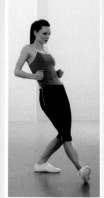

21 Étirement du quadriceps 3

Répétez l'Étirement du quadriceps 2 (mouvement 16, voir médaillon) huit fois de chaque côté, puis poursuivez les mouvements des bras et des jambes en sautant. Répétez ce mouvement huit fois de chaque côté.

22 Pas de bourrée 3

Répétez le Pas de bourrée 2 (mouvement 17, voir médaillon) quatre fois de chaque côté, puis poursuivez en modifiant le dernier mouvement : exécutez maintenant un petit saut pour ramener le pied gauche à côté du pied droit. Recommencez avec le pied gauche en premier, puis répétez ce mouvement quatre fois de chaque côté.

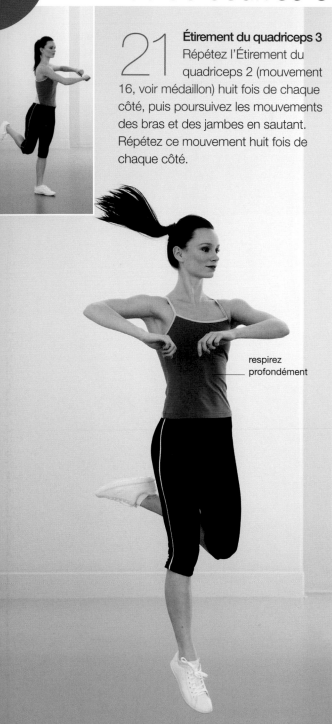

respirez profondément

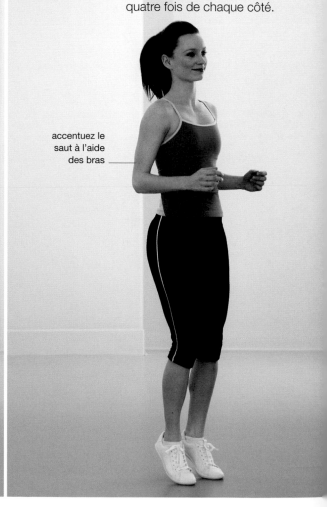

accentuez le saut à l'aide des bras

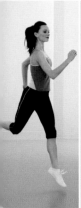

23 **En avant et en arrière 3** Répétez le pas En avant et en arrière 2 (mouvement 18, voir médaillon) quatre fois de chaque côté, puis poursuivez les foulées en ajoutant deux mouvements : un pas de côté avec le pied droit en pliant le coude droit sur le côté et le coude gauche devant vous, rassemblez les pieds, puis sortez le pied gauche sur le côté en pliant le coude droit devant et le coude gauche sur le côté (voir photo). Répétez deux fois de chaque côté.

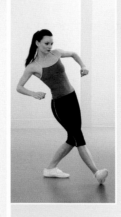

24 ***Heel dig 3*** Répétez le pas *Heel dig 2* (mouvement 19, voir médaillon) huit fois de chaque côté, puis dédoublez-le : soulevez le genou gauche, ramenez les deux bras pliés devant le buste, puis croisez la jambe gauche devant la jambe droite et pointez le talon vers l'avant jambe tendue, en amenant les coudes sur les côtés. Remontez ensuite le genou gauche en ramenant les bras au centre, puis reposez le pied pour recommencer de l'autre côté (voir photo). Répétez ce mouvement quatre fois de chaque côté.

Reprenez maintenant tous les pas de niveau 3, puis recommencez-les dans l'ordre inverse en divisant par deux le nombre de répétitions de chaque mouvement pour ramener peu à peu votre rythme cardiaque au repos. Vous avez atteint le sommet de votre courbe d'aérobic. Pour finir, exécutez tout l'enchaînement dans l'ordre inverse, en commençant par le mouvement 24 jusqu'au mouvement 5.

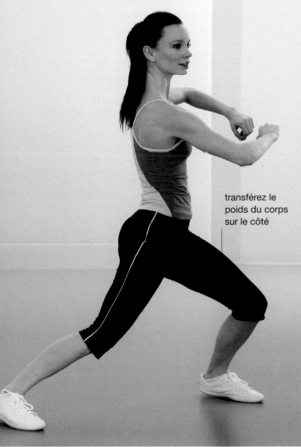

transférez le poids du corps sur le côté

>> **Renforcement musculaire et étirements** Abdos / Pompes

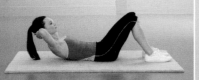

25 **Abdos** Couchez-vous sur le dos, mains derrière la nuque, les genoux pliés et écartés de la largeur des hanches. Inspirez pour vous préparer, puis expirez en soulevant la tête puis les épaules (voir médaillon) sur deux temps ; reposez les épaules puis la tête sur deux autres temps. Répétez ce mouvement huit fois. Ensuite, reprenez-le en relevant la tête le plus possible, puis exercez une torsion du buste vers la droite. Revenez au centre et relâchez, avant de recommencer de l'autre côté. Répétez quatre fois de chaque côté.

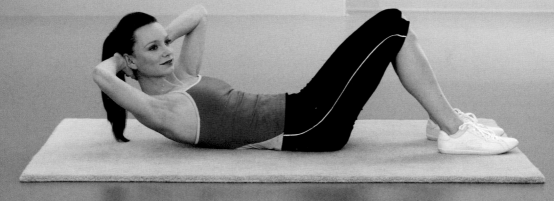

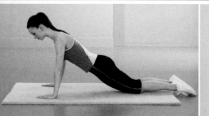

26 **Pompes** Roulez sur les genoux et placez les mains sur le sol dans l'alignement des épaules. Baissez les hanches de manière que vos épaules, vos hanches et vos genoux ne forment qu'une seule ligne (voir médaillon). Inspirez en pliant les coudes vers l'extérieur. Expirez en tendant les bras. Recommencez huit fois en vous assurant que votre corps ne fait qu'une seule ligne.

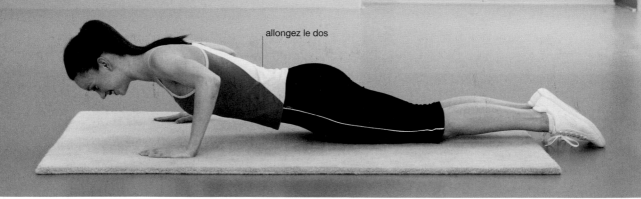

allongez le dos

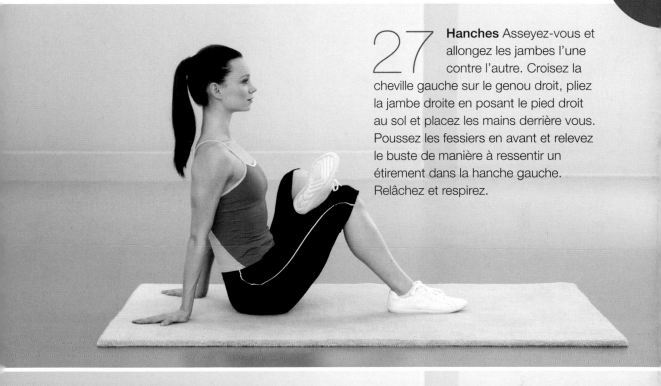

27 **Hanches** Asseyez-vous et allongez les jambes l'une contre l'autre. Croisez la cheville gauche sur le genou droit, pliez la jambe droite en posant le pied droit au sol et placez les mains derrière vous. Poussez les fessiers en avant et relevez le buste de manière à ressentir un étirement dans la hanche gauche. Relâchez et respirez.

28 **Cuisses** Tendez la jambe droite, puis placez le pied gauche, jambe toujours pliée, contre la jambe droite. Posez une main sur la jambe droite, l'autre sur les orteils gauches, et étirez-vous en avant en partant du bas du dos. Vous devriez ressentir un étirement à l'arrière de la jambe droite. Relâchez et respirez, puis reprenez les mouvements 27 et 28 de l'autre côté.

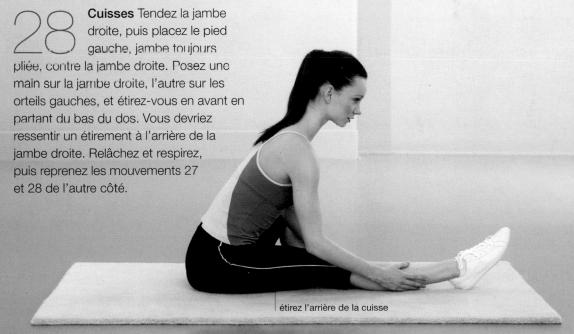

étirez l'arrière de la cuisse

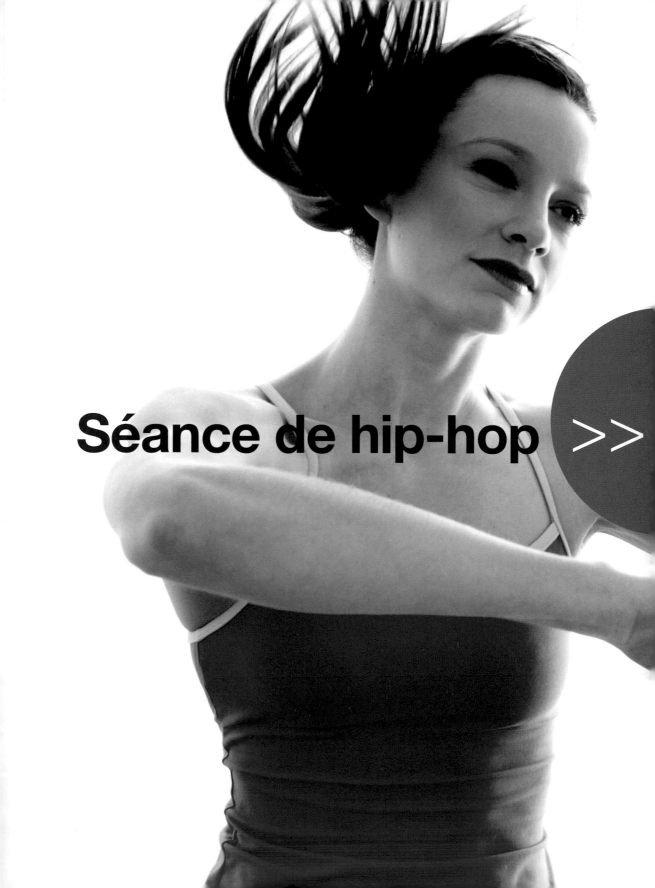

Séance de hip-hop >>

15 minutes **Bilan**

>> Foire aux questions

Le programme de hip-hop propose des mouvements saccadés et *funky*. Pliez les genoux et isolez les hanches, les épaules, la tête et les coudes. Jouez avec chaque mouvement pour vous l'approprier – vous pouvez par exemple ajouter une seule épaule et non les deux, ou bien exécuter un petit mouvement de hanche en plus. Si vous ne vous sentez pas très *funky*, voici quelques conseils qui vous aideront à « entrer dans la vibe ».

>> J'arrive à exécuter tous les pas ; pourtant je n'ai pas l'impression d'être vraiment dans le style. Pourquoi ?

En général, lorsque nous bougeons, cela part du centre du corps ; or, le hip-hop est très ancré dans le sol. Vous devez donc placer votre centre de gravité plus bas lorsque vous pratiquez ce programme. Pour cela, imaginez que votre poids se situe plus bas dans le corps et faites plutôt bouger les hanches et les jambes.

>> Qu'est-ce que mes hanches et mes épaules sont supposées faire dans le Pas de bourrée 2 ?

À la fin du mouvement, lorsque vous fléchissez le pied pour faire glisser le talon sur le sol, laissez les épaules partir en arrière et vers le haut, comme si vous haussiez les épaules ; en même temps, balancez les hanches en avant comme si vous placiez le bassin légèrement sous vous.

>> Je n'arrive pas à coordonner mes mouvements dans le pas *Heel dig* 3. Pouvez-vous me donner des conseils ?

Cette fois encore, pratiquez, pratiquez, et pratiquez. Le pas *Heel dig 3* est censé être très agréable à exécuter. Lisez les explications de la page 103 et décortiquez le mouvement avec attention. Pratiquez la coordination des deux côtés, puis enchaînez les mouvements de plus en plus rapidement. L'une des choses les plus amusantes dans l'apprentissage de quelque chose de nouveau est de réussir ses objectifs.

>> **Je ne comprends pas l'opposition des épaules et des pieds dans les pas *Box step* 1, 2 et 3. Avez-vous des suggestions ?**

Tout d'abord, analysez la manière dont vous marchez. Est-ce que vous remarquez que c'est l'épaule contraire qui bouge par rapport au pied qui avance ? Le pas *Box step* n'est rien d'autre que l'exagération de ce phénomène naturel.

>> **Puis-je me contenter d'apprendre la deuxième variante de chaque pas et ne jamais faire la troisième ?**

Oui, mais seulement si vous avez atteint vos limites dans l'exercice physique. C'est votre programme, et vous connaissez mieux que personne votre corps et votre niveau d'endurance. Toutefois, si vous apprenez la deuxième variante d'un pas et que vous sentez que vous pouvez passer à la troisième, alors vous devriez vraiment essayer le niveau supérieur.

>> **Je trouve cela très difficile de garder le dos droit en faisant des pompes. Existe-t-il une alternative à ce mouvement ?**

Vous devez vous assurer que votre dos reste toujours droit pendant cet exercice. Si vous n'y parvenez pas, restez sur les mains et sur les genoux, en abaissant les hanches, et contentez-vous d'essayer d'amener votre nez juste au-dessus de vos mains. Lorsque vos muscles seront renforcés, vous pourrez essayer la variante (voir le mouvement 26 en médaillon, page 104), en appliquant une faible amplitude de mouvement. Enfin, lorsque vous vous sentirez prêt, faites tout l'exercice (mouvement 26, page 104).

>> **Comment dois-je placer mes bras dans les Étirement du quadriceps 2 et 3 ?**

Pensez que vos coudes doivent accentuer le rythme de la musique. Gardez les poignets souples et les bras fermes en forme de carré. Accompagnez le mouvement lorsque vous pliez votre genou derrière vous.

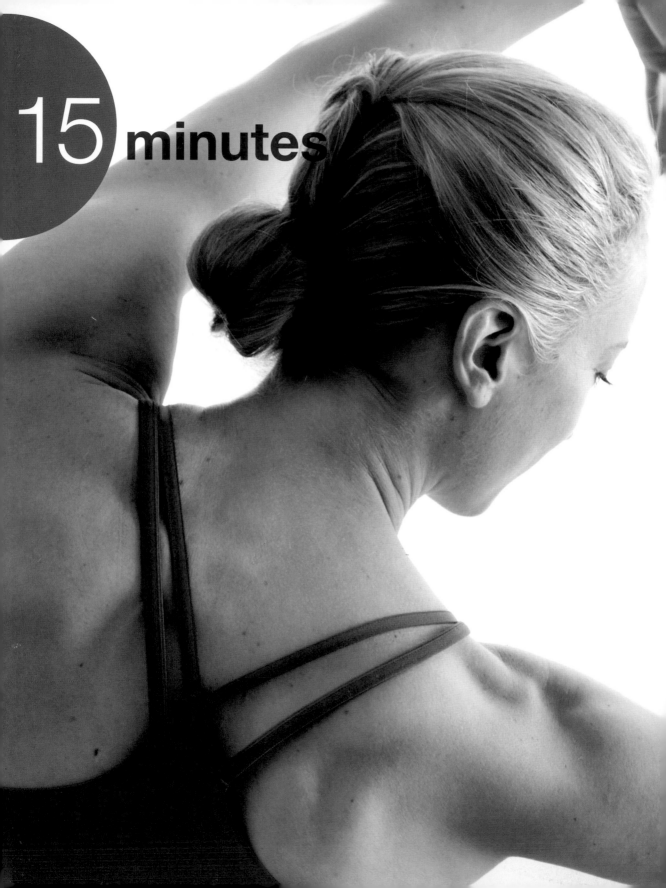

15 minutes

Tour d'horizon
de la danse >>

Vous trouverez ici
des termes et des
styles liés à la
danse, ainsi que
des conseils pour
vous aider à
trouver un cours si
vous avez envie de
progresser.

>> **Glossaire** des termes sur la danse

Au cours de ces programmes de danse, vous rencontrerez sûrement certains termes qui ne vous sont pas familiers. Ces pages ont pour but de vous aider à mieux les comprendre. Commencez toujours avec les pieds joints et parallèles entre eux, sauf indication contraire.

Attitude Écartez vos pieds de la largeur des hanches, en gardant les genoux souples. Montez le genou droit à hauteur de la hanche, en angle droit. Replacez le pied droit au sol et recommencez avec la jambe gauche.

Box step Faites un grand pas en avant avec le pied droit, puis faites un pas de côté avec le pied gauche. Faites ensuite un pas en arrière avec le pied droit, puis ramenez le pied gauche.

Changement de pied Croisez le pied droit derrière le pied gauche, puis levez légèrement le pied gauche en amenant l'épaule droite un peu en avant. Reposez le

Les photographies ci-dessous et ci-contre illustrent certains pas de base de danse classique.

pied, puis recommencez de l'autre côté, en amenant cette fois-ci l'épaule gauche en avant en croisant le pied gauche derrière.

Chassé Faites un pas de côté avec la jambe droite, pliez le genou et sautez sur le côté, en reposant le pied gauche à la place du pied droit. Le pied gauche « chasse » en fait le pied droit, d'où le nom du pas. Recommencez ensuite de l'autre côté.

Croisé devant Faites un petit pas avec le pied droit en le croisant devant le pied gauche, puis ramenez le pied droit en position initiale et recommencez de l'autre côté.

Croisé *touch* Faites un petit pas avec le pied droit en le croisant devant le pied gauche, puis sortez la jambe gauche sur le côté, en frappant le sol avec les orteils. Croisez

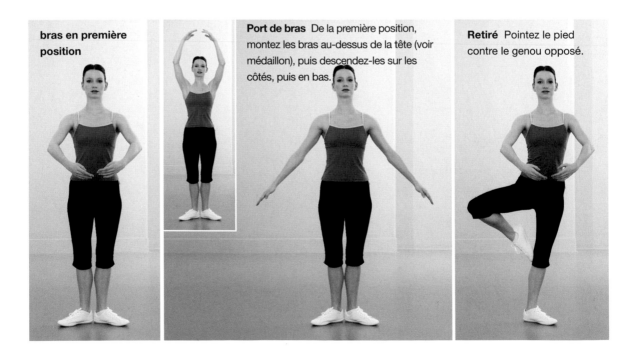

bras en première position

Port de bras De la première position, montez les bras au-dessus de la tête (voir médaillon), puis descendez-les sur les côtés, puis en bas.

Retiré Pointez le pied contre le genou opposé.

maintenant le pied gauche devant le pied droit en plaçant le poids du corps dessus et recommencez de l'autre côté. Répétez ce pas en avançant et en reculant.

Étirement du quadriceps Écartez les pieds de la largeur des hanches, en gardant les genoux souples. Pliez le genou droit en amenant le pied droit vers vos fesses. Reposez ensuite le pied droit et recommencez avec l'autre jambe.

Frappé Placez les pieds en seconde position (voir photo). Pliez doucement les genoux, transférez le poids du corps sur la jambe gauche et tendez la jambe droite, puis frappez le sol des orteils avec le pied droit. Pliez de nouveau les genoux et recommencez de l'autre côté.

Isolation L'isolation consiste à ne faire travailler qu'une seule partie du corps. Par exemple, l'isolation de la tête (mouvement 2 de la séance de salsa) fait travailler uniquement les muscles du cou sans bouger le reste du corps. De la même manière, vous pouvez travailler l'isolation des hanches (mouvement 3 de la séance de danse jazz), ou encore l'isolation des épaules.

Mambo Croisez le pied droit devant le pied gauche et placez le poids du corps dessus. Soulevez le pied gauche et reposez-le. Tendez la jambe droite en diagonale vers l'arrière, placez le poids du corps sur cette jambe, puis soulevez de nouveau le pied gauche et reposez-le. Recommencez à croiser le pied droit devant

le pied gauche, placez le poids du corps dessus, soulevez le pied gauche et reposez-le, puis faites trois petits pas en commençant par la jambe droite.

Marcher *touch* Tendez la jambe droite sur le côté en frappant le sol avec les orteils, puis ramenez la jambe au centre. Recommencez de l'autre côté. Lorsque vous sortez la jambe, avancez la même épaule et reculez l'épaule opposée à la jambe.

Pas de bourrée Faites un pas de côté avec la jambe droite, croisez le pied gauche derrière le pied droit et placez le poids du corps dessus ; faites encore un pas de côté avec la jambe droite, puis ramenez cette fois le pied gauche à côté du pied droit. Recommencez de l'autre côté.

Rumba Faites un pas de côté avec la jambe droite et ramenez la jambe gauche. Recommencez une fois à droite, puis reprenez le tout à gauche. Pensez à balancer les hanches de haut en bas.

Salsa Placez les mains sur les hanches. Faites un petit pas en avant avec le pied droit, en laissant la hanche droite se balancer de côté. Ramenez le pied droit au centre et faites ensuite un pas en avant avec le pied gauche, en balançant la hanche gauche. Ramenez le pied gauche au centre. Faites maintenant un pas en arrière avec le pied droit et ramenez-le au centre, puis recommencez en arrière avec le pied gauche.

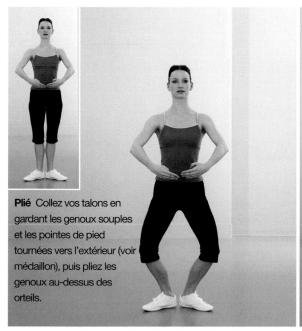

Plié Collez vos talons en gardant les genoux souples et les pointes de pied tournées vers l'extérieur (voir médaillon), puis pliez les genoux au-dessus des orteils.

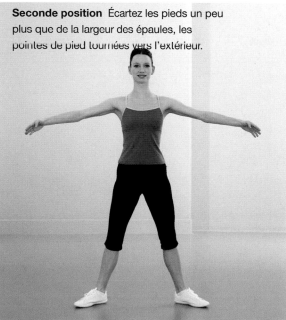

Seconde position Écartez les pieds un peu plus que de la largeur des épaules, les pointes de pied tournées vers l'extérieur.

>> Les styles **de danse**

Ces séances de 15 minutes vous offrent l'opportunité d'essayer quatre styles de danse différents. Chacun a sa touche et sa technique propres et propose quelque chose de légèrement différent en termes de musicalité et de manière de bouger son corps.

La danse classique allonge et étire les muscles tout en cultivant la grâce et le maintien. Le hip-hop, dont la musique accentue le contretemps, aide à s'ancrer dans le sol. La danse jazz est tonique, avec des jeux de jambes et de bras vifs. La salsa met en avant la sensualité avec son balancement de hanches et ses roulements de poignets.

Vous vous sentirez naturellement plus à l'aise avec certaines formes de danse qu'avec d'autres ; toutefois, il est très important de les pratiquer toutes. En effet, essayer de nouvelles choses vous permet de rester jeune, en bonne santé, spontané et avec un esprit libre, tout en redécouvrant l'enfant qui est en vous. Alors, allumez la musique et amusez-vous !

Salsa

Danser la salsa est un moyen grisant et palpitant de rester en forme. Votre confiance en vous est ainsi renforcée, tant sur la piste de danse qu'en dehors. Les pas de danse sont simples à apprendre, et l'ajout des « ingrédients » de salsa – les mouvements des hanches, des poignets et des épaules – est sexy et amusant. Les roulements des poignets avec les mains près du corps peuvent s'avérer sensuels et séduisants. Les hanches doivent rester souples et se balancer gracieusement en accompagnant les pieds. Les mouvements subtils des épaules accentuent la perception et le rythme de la musique.

Ce style de danse enjoué et voué à la séduction trouve ses origines et ses influences dans de nombreuses cultures latines et afro-caribéennes. La salsa est née à Cuba, où plusieurs origines ethniques

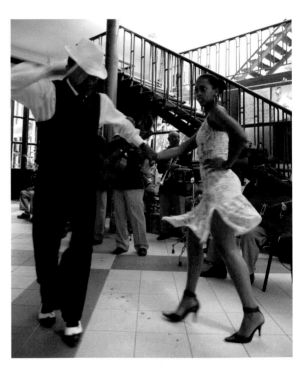

Des danseurs de salsa dans un café à La Havane
La salsa s'y pratique souvent dans des lieux tels que des cafés, des clubs, des restaurants et des salles.

coexistaient avec des immigrants d'Europe et d'Afrique. Les musiciens espagnols, les percussionnistes africains et les natifs de Cuba ont créé ensemble ce que l'on appelle aujourd'hui la salsa. Dans ma séance de salsa, j'intègre plusieurs pas issus de danses d'origine latino-américaine proches de la salsa. Les pas de Salsa et de Mambo, par exemple, sont constitués de six mouvements sur une phrase de huit comptes (voir page

17). Cela semble plus compliqué que ça ne l'est : l'astuce consiste en fait à suivre d'abord les mouvements exercés avec les pieds ; ensuite, lorsque vous êtes à l'aise, laissez vos hanches se balancer en rythme et les épaules bouger légèrement vers le haut ; ajoutez enfin les bras, puis laissez le rythme vous entraîner !

Danse classique

Les mouvements gracieux des ballets classiques attirent autant les foules que les danseurs depuis des siècles. Pour le danseur, la technique classique procure maintien, grâce, élégance et beauté. Elle assure aussi un bon alignement du corps, ce qui se traduit au quotidien par de bonnes postures. Votre comportement est essentiel en danse classique. Lorsque vous vous entraînez, vous ne cessez de vous élever au-delà de votre centre. À chaque mouvement, vous pensez à allonger la tête vers le plafond tout en vous étirant à partir des talons. Il est impossible d'avoir de bonnes postures en danse classique et de se tenir avachi le reste de la journée. La danse classique vous élève et revigore votre corps comme votre esprit.

Le premier ballet a été dansé pour la première fois à la cour royale d'Italie, sous la Renaissance. Les spectacles élaborés qui s'y tenaient comprenaient de la danse, de la musique et de la poésie. À l'origine, les danses étaient très simples à la fois dans l'intrigue et dans les mouvements. Ces spectacles sont ensuite rapidement devenus populaires en France, où le style de danse s'est complexifié. De nos jours, les danseurs forment des lignes et des motifs que le public apprécie d'autant mieux qu'il se trouve placé en hauteur.

Au début, les hommes tenaient tous les rôles, portant des masques et des perruques pour jouer les rôles féminins. Au XVIIIe siècle, les femmes sont entrées dans la danse, portant de grandes jupes à cerceaux. Plus tard, les jupes se sont raccourcies, permettant au public d'apprécier les jeux de jambes impressionnants.

Tamara Rojo en Juliette et Carlos Acosta en Roméo
Remarquez l'allongement et l'énergie dans les jambes et les pieds des danseurs, associés à des bras souples et gracieux.

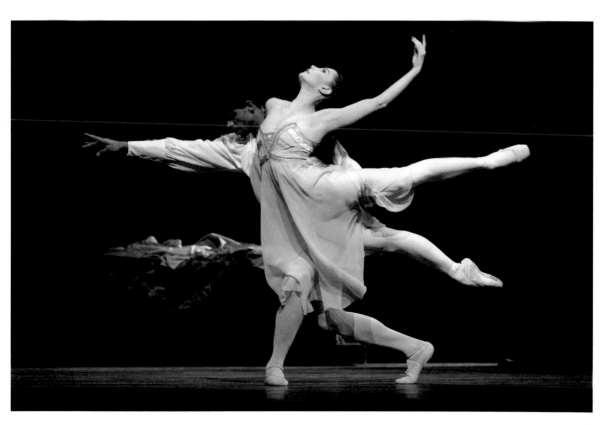

À la fin du XVIIIᵉ siècle, les ballets se sont étendus jusqu'à Vienne, où les danseurs et les directeurs artistiques ont commencé à explorer les thèmes dramatiques et à les illustrer par des gestes. Comme cette forme d'art a connu une forte popularité, elle a continué à se développer. Ainsi, en 1796, le chorégraphe Charles Didelot, qui avait travaillé en Angleterre et en Russie, a été le premier à attacher les danseurs à des câbles invisibles pour donner l'impression qu'ils volaient. La danse sur les pointes est apparue peu après ; les danseurs ne restaient alors que quelques secondes sur les pointes.

Le ballet romantique a fait son apparition dans les années 1830 avec *La Sylphide*, qui raconte l'histoire d'un amour surnaturel et voué à l'échec. Les ballets romantiques les plus connus du répertoire ont été créés dans la deuxième moitié du XIXᵉ siècle.

Depuis le XXᵉ siècle, l'étendue et la portée des ballets n'ont cessé de croître, au point qu'ils sont maintenant connus à travers le monde. Nombre d'autres formes de danse se sont développées à partir du ballet classique, dont la danse moderne – qui fait parfois référence à la danse contemporaine –, la danse jazz ou encore les claquettes.

Danse jazz

C'est un style de danse vivant et amusant, avec des « épaulés » et des claquements de doigts, qui évoque les bars enfumés, les saxophones, les nuits sans fin et les filles à hauts talons et vêtements glamour. L'histoire et le style de la danse jazz sont complètement liés à la musique du même nom, de sorte qu'il est quasiment impossible de décrire l'un sans l'autre.

La danse jazz est née après la Première Guerre mondiale, alors que la musique était apparue à la fin du XIXᵉ siècle dans les villes américaines de La Nouvelle-Orléans, Saint Louis et Memphis. Le jazz a connu un grand succès dans les années 1920, donnant ainsi naissance à une nuée de cabarets et de boîtes de nuit aux États-Unis. Une nouvelle génération de femmes était née, portant jupes et cheveux courts, écoutant du jazz et du ragtime et fuyant les conventions sociales autant que possible. Ces femmes adoraient danser le fox-trot, le *shimmy* et le célèbre charleston.

La musique jazz est issue d'un mélange culturel d'origines africaine, espagnole, française, anglaise,

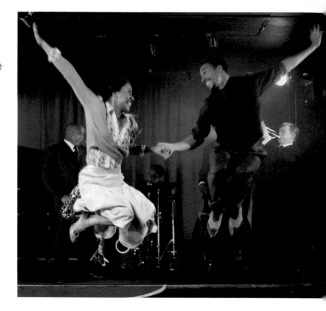

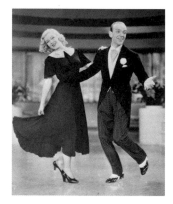

La danse jazz couvre un large éventail de chorégraphies, allant de mouvements lyriques à des pas de danse plus vifs.

Ginger Rogers et Fred Astaire ont contribué à faire passer le jazz et les comédies musicales dans la culture populaire.

allemande et italienne. Elle se caractérise par la syncope, où l'accentuation porte sur les temps faibles de la phrase musicale au lieu des temps forts ; ce qui induit une deuxième caractéristique : le swing, déterminé par la forte section rythmique jouée par la batterie et la contrebasse.

Cette syncope et ce swing nouveaux ont constitué l'ultime rejet de la musique romantique et légère de la génération précédente. Jusqu'alors, les phrases musicales suivaient une structure définie en pulsations et en phrases musicales, l'accent portant sur la première et la troisième pulsation de chaque phrase. La manière la plus évidente de contrer cela consistait à accentuer les temps faibles – c'est-à-dire la deuxième et la quatrième pulsation.

La danse jazz et les conventions sociales ont énormément évolué depuis les années 1920 et l'époque de ces femmes dansant le fox-trot. Le célèbre danseur, chorégraphe et acteur Fred Astaire a apporté sa contribution spécifique à la danse jazz en y introduisant des éléments de la danse classique et de la danse de salon. Bob Fosse, chorégraphe et metteur en scène de comédies musicales renommé – et indéniablement un contemporain de Fred Astaire –, a apporté une sensualité et une théâtralité très stylisées à la danse jazz de style comédie musicale. De nos jours, cette danse continue à évoluer avec l'émergence de nouveaux chorégraphes.

Hip-hop

Le hip-hop est un courant musical et chorégraphique caractérisé par des rythmes *funky*, un son enraciné dans la culture et une forme débridée. Les performances exécutées dans les clips vidéo sont souvent une forme de hip-hop. Le style personnel et l'improvisation sont au cœur de cette danse. Le hip-hop peut se danser partout – il apparaît dans les discothèques, les soirées privées et encore les cours de récréation. Des groupes informels se rassemblent et les participants improvisent chacun leur tour. La spontanéité, l'originalité et la variété de talents sont incontournables. Des compétitions informelles, appelées « joutes », permettent à des individus ou à des groupes de s'affronter à tour de rôle par la danse. Les spectateurs choisissent le gagnant.

L'improvisation peut prendre plusieurs formes : les danseurs peuvent évoluer en rythme sur la musique ou à contretemps ; ils peuvent mettre en valeur certains aspects de la musique en isolant et en bougeant différentes parties du corps ou bien suivre le rythme de la musique avec leurs pieds, leurs hanches ou simplement avec une épaule. Le plus attrayant dans le hip-hop, c'est la variété de talents des participants. Tout peut passer ! L'important, c'est de s'amuser en rythme.

Beaucoup de compagnies de danse urbaine, telles que celle ci-dessous, aux États-Unis, ont à cœur d'amener ces danses dans des lieux aux styles généralement plus standard.

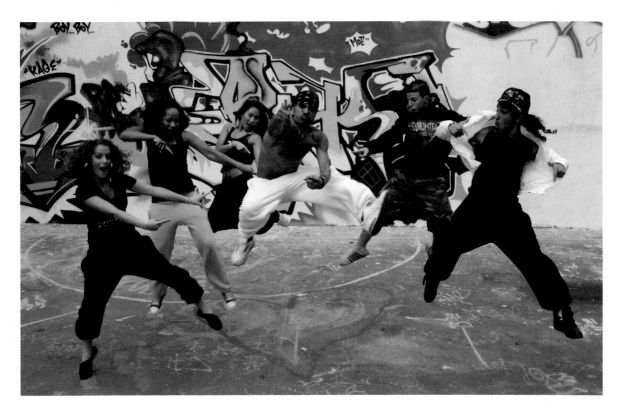

>> **Trouver** un cours et un professeur

Maintenant que vous avez eu, chez vous, un avant-goût des bénéfices que procure la danse, il y a de grandes chances que vous soyez suffisamment enthousiaste pour avoir envie de développer vos nouvelles compétences. Les cours de danse constituent un très bon moyen d'en apprendre plus et d'améliorer votre niveau de mise en forme tout en vous amusant.

Il est important de trouver un cours et un professeur qui vous conviennent. Le meilleur moyen est d'avoir la recommandation d'un ami ou d'un collègue. Vous pouvez aussi essayer la salle de sport la plus proche ; s'ils ne proposent pas de cours de danse, votre mairie vous fournira la liste des lieux où pratiquer les activités sportives de votre ville. Pensez également à vous informer sur les activités des associations sportives. Et bien sûr, Internet est aussi un excellent moyen de trouver un cours dans votre secteur.

Connaître le choix de cours

Lorsque vous recherchez un cours, il est utile de dresser une liste des points qui sont importants pour vous. En fonction de vos priorités, votre liste pourrait ressembler à celle fournie ici (voir l'encart).

Lorsque vous avez trouvé un cours, il faut vous assurer que le professeur vous convient. Vérifiez aussi si c'est un professeur diplômé. En effet, depuis la loi de 1989 concernant l'enseignement de la danse en France, tout professeur de danse classique, jazz ou contemporaine rémunéré doit être diplômé ou muni d'une dispense accordée en raison de sa notoriété ou de ses nombreuses années d'expérience. N'ayez pas peur de vous renseigner sur la formation qu'a suivie votre professeur. Dans l'idéal, il aura suivi un long cursus (méfiez-vous des professeurs formés en un week-end) sanctionné par des examens écrits et pratiques. Les tests écrits permettent d'évaluer les connaissances de quelqu'un, tandis que les examens pratiques garantissent que le futur professeur peut communiquer son savoir-faire de manière claire et organisée.

En plus de la qualification du professeur, il est également important que vous entreteniez de bons

> ## >> **Les éléments à rechercher** dans un cours
>
> - professeur qualifié, amical ?
> - cours correspondant à votre niveau d'entraînement physique ?
> - horaires des cours compatibles avec vos activités quotidiennes ?
> - tarif compatible avec votre budget ?
> - lieu pratique et accessible (parking, transports en commun) ?
> - locaux confortables et propres ?
> - tapis de sols propres ?
> - vestiaires convenables, douches et casiers ?
> - location de serviettes possible ?
> - mise à disposition d'eau potable gratuitement ?
> - endroit prévu pour manger quelque chose ?
> - garde d'enfants possible si vous en avez besoin ?

rapports avec lui ; vous aurez ainsi plus de chances d'aller aux cours régulièrement.

Enfin, observez si l'ambiance du cours vous convient. Le professeur vous fait-il sentir que vous êtes bienvenu ? Accorde-t-il assez d'attention à chaque personne ? Vous devrez peut-être essayer plusieurs cours avant de trouver celui qui vous correspond le mieux, à savoir celui qui rend votre pratique de la danse agréable et stimulante.

Prenez soin de trouver un professeur
qui vous corrige individuellement dans
une ambiance positive et amicale.

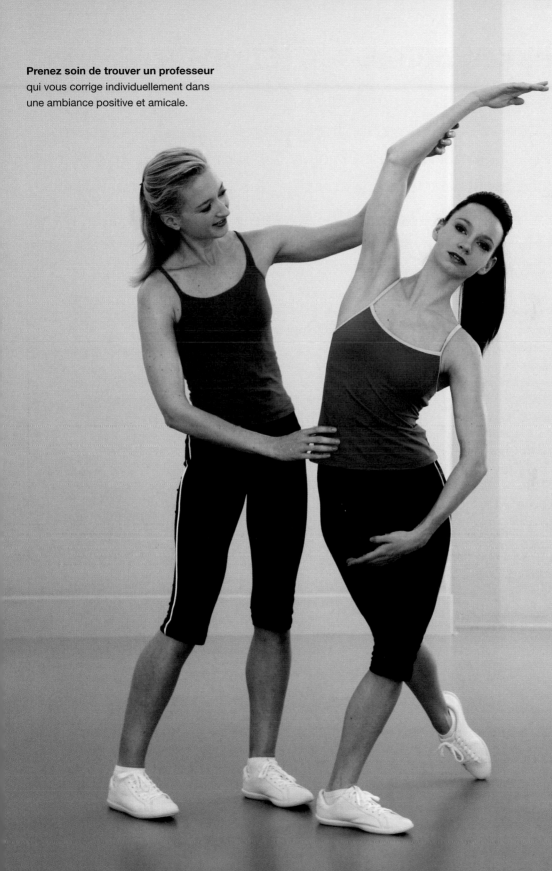

Adresses utiles

La danse et le fitness sont des domaines en constante évolution et, avec un peu de chance, vous aurez maintenant envie de les explorer plus avant. Néanmoins, il vaut toujours mieux effectuer quelques recherches avant de tenter une nouvelle expérience. Voici quelques renseignements qui vous permettront, lorsque vous vous sentirez l'envie d'aller plus loin, d'essayer quelque chose de nouveau, voire de prendre des cours.

Renseignements sur la danse

Conservatoire municipal de musique et de danse

Certains conservatoires proposent des cours de danse pour adolescents ou pour adultes. Renseignez-vous dans votre mairie ou directement auprès du conservatoire de votre ville.

Centre de danse Moucot (Lyon, 7e arrondissement)

www.danse.fr

Centre proposant divers cours de danse et de fitness. Ouvert aux enfants, adolescents et adultes.

Annuaire de cours de danse et de fitness en France

www.annuaire-danse.com

Cet annuaire fournit des adresses de cours de danse et de fitness, ainsi que d'autres sports, arts et loisirs en France.

Renseignements sur le fitness

Programme national nutrition santé

www.mangerbouger.fr

Tenue

Repetto

www.repetto.com

Vêtements et chaussons de danse.

Autres livres de Caron Bosler

Simplement Massage – inspiration santé, Modus Vivendi (2006)

Cet ouvrage enseigne les techniques de base du massage. Il est agrémenté de photographies pas à pas pour que tout le monde puisse masser comme un professionnel.

Simplement Yoga & Pilates – inspiration santé, Modus Vivendi (2007)

La combinaison d'exercices de Pilates avec des asanas de yoga fournit un entraînement excellent.

Simplement Pilates – inspiration santé, Modus Vivendi (2006)

Ce livre allie les exercices originaux de Joseph Pilates avec les innovations d'Alan Herdman, qui a introduit le Pilates au Royaume-Uni en 1971.

index

Remerciements

Remerciements de l'auteur

Je souhaite remercier sincèrement quelques-unes des nombreuses personnes qui ont permis à ce livre de voir le jour : tout d'abord, Alycea Ungaro, qui a proposé mon nom comme auteur de cet ouvrage, et ensuite mon admirable petit ami et manager, Sven Lorenz, qui m'a encouragée quand j'avais des doutes ; Jennifer Latham, qui a eu foi en moi et m'a soutenue tout au long de cet ouvrage ; Hilary Mandleberg pour son œil avisé, son savoir-faire éditorial et sa gentillesse ; Anne Fisher pour sa démarche positive dans les situations les plus impossibles et pour sa mise en page réussie ; Ruth Jenkinson pour ses photographies extraordinaires ; Victoria Barnes pour le maquillage et la coiffure ; tout le personnel de Chrome Productions pour leurs excellentes compétences éditoriales et leurs partitions musicales ; tous mes clients pour leur soutien, leur affection et leurs conseils sur le livre et le DVD ; sans compter Harriet Latham, la danseuse qui a consacré de nombreuses heures et des dimanches entiers à rendre cet ouvrage possible.

Crédits photographiques

L'éditeur souhaite remercier les organismes suivants pour leur aimable autorisation à reproduire leurs photographies : Bettman/Corbis, page 120 (en bas) ; Digital Vision/Alamy, pages 118 et 120 (en haut) ; Julia Grossi/Zefa/Corbis, page 121 ; Robbie Jack/Corbis, page 119.
Toutes les autres photographies © Dorling Kindersley
Pour plus d'informations, consultez le site www.dkimages.com

À propos de Caron Bosler

Caron Bosler détient un master en danse délivré par le Laban Contemporary Dance Centre (Londres) ; elle a également travaillé avec la compagnie de danse Merce Cunningham dans le cadre d'une bourse d'études. Elle a obtenu son certificat de Pilates par le Pilates Studio à New York et par le studio Alan Herdman à Londres, et est membre de la fondation internationale des professeurs de Pilates (Pilates Foundation) ainsi que de l'association professionnelle de la méthode Pilates (The Pilates Method Alliance), basée aux États-Unis. Par ailleurs, Caron Bosler est aussi diplômée en aérobic. En tant que danseuse, elle a travaillé avec le chorégraphe international Stephan Koplowitz aux États-Unis et, dans le cadre de Dance Umbrella, en Angleterre. Elle a également dansé dans la compagnie britannique The English National Ballet à Casablanca (Maroc). Tout au long de sa carrière de danseuse, Caron Bosler n'a cessé de créer des chorégraphies, parmi lesquelles « Gripping from the Inside » (1996), « Between Sound and Body » (1998) et « Un árbol que crece torcido nunca se endereza » (2001). Elle donne des cours particuliers de Pilates et d'aérobic, et suit des cours au Pineapple Dance Studios et au Dance Works à Londres, pour son plaisir. Caron Bosler est également l'auteure des livres intitulés *Simplement Yoga & Pilates – inspiration santé* et *Simplement Pilates – inspiration santé*.

Vous pouvez contacter Caron Bosler via son site Web à l'adresse suivante (en anglais) : www.caronboslerpilates.com ou par e-mail : caronbosler@pilatesinternational.com